Claudia Müller

Am Ende glücklich

Heilgeschichten, die Mut machen

Kleine und größere Wunder, Herzöffner
und Seelenschmeichler

spirit RAINBOW Verlag

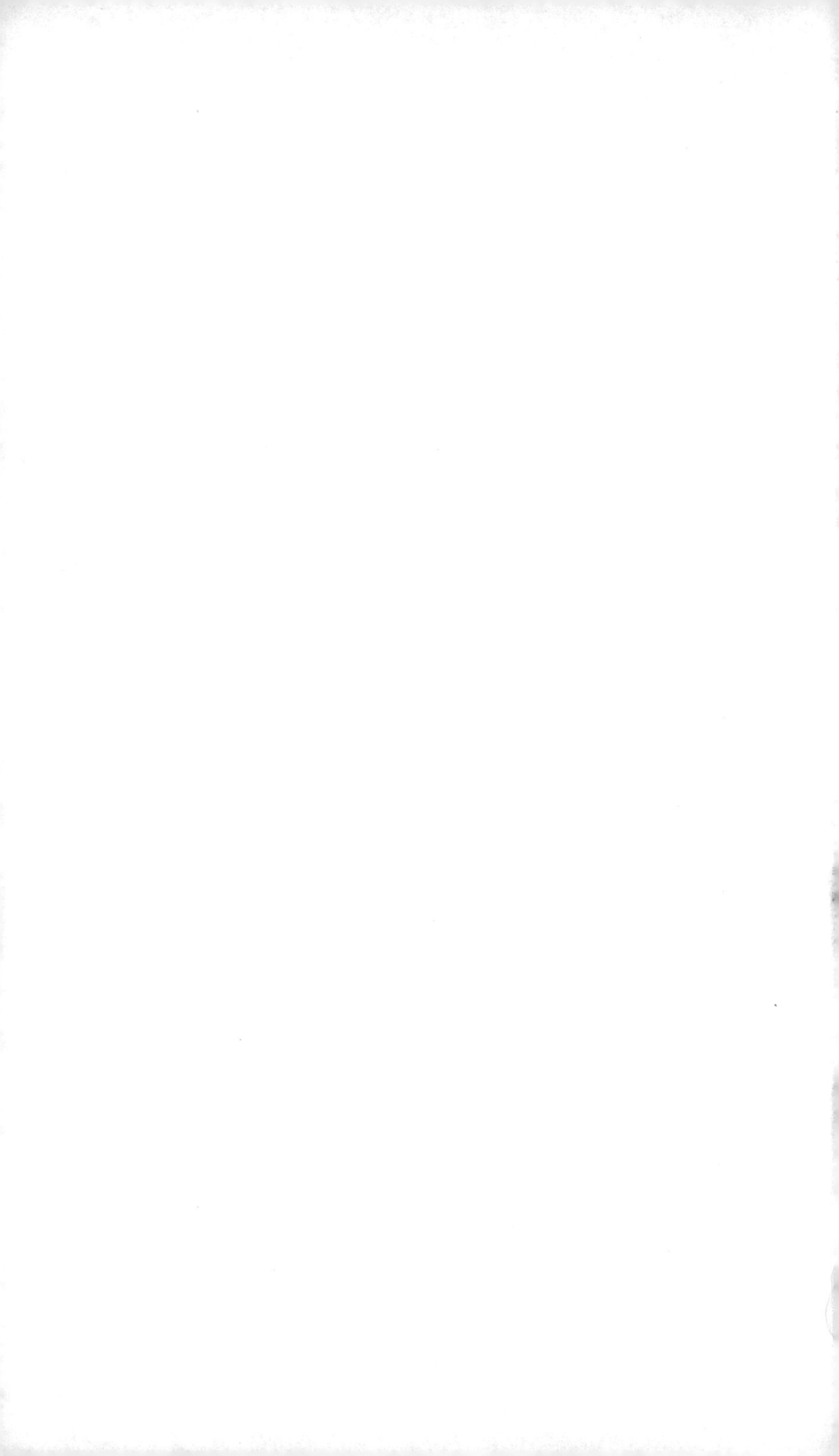

Claudia Müller

Am Ende glücklich

Heilgeschichten, die Mut machen

Kleine und größere Wunder, Herzöffner
und Seelenschmeichler

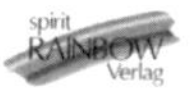

Impressum

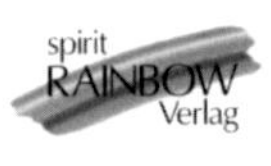

1. Auflage 2024

www.spirit-rainbow-verlag.de

Printed in Germany

Gestaltung, Druck und Vertrieb:
Druck- & Verlagshaus Mainz
Süsterfeldstraße 83
52072 Aachen

www.verlag-mainz.de

Umschlagsgestaltung: Dietrich Betcher

Abbildungsnachweis (Umschlag):
© Friedhelm / #655670812 / stock.adobe.com

ISBN-10: 3-911109-06-7
ISBN-13: 978-3-911109-06-2

Inhalt

Vorwort

Liebe Leserin,
lieber Leser,

schön, dass Sie sich für dieses kleine aber feine Buch über Geschichten aus meiner mehr als 25-jährigen Berufserfahrung zunächst als Kinesiologin und später auch als Heilpraktikerin entschieden haben.

Das ist kein Zufall. Oder anders ausgedrückt: »Zufall ist – was einem zufällt.« Also ist es Ihnen quasi in die Hände gefallen.

Vielleicht weil Sie selbst Hilfe brauchen?
Vielleicht weil Sie Inspiration oder Trost suchen?
Vielleicht weil Sie therapeutisch tätig sind?

Oder ganz einfach, weil Sie gerne wahre Geschichten lesen, die das Leben schrieb.

Denn das Leben schreibt bekanntlich die besten Geschichten. Wie oft hat man das Gefühl: »Das hätte man sich so nicht ausdenken können. Das wäre zu unrealistisch!«

Dem gegenüber steht ein Zitat von Osho:

> »Sei realistisch – erwarte Wunder!«

Nehmen Sie sich gerne einen Moment Zeit, um diese Weisheit in ihrer ganzen Dimension zu erfassen.

John Lennon formulierte es einmal so:

> »Leben ist das, was einem passiert, während man seine Pläne schmiedet!«

Es scheinen wohl höhere Mächte im Spiel des Lebens mitzuspielen.

»Am Ende glücklich« ist kein Lehrbuch im klassischen Sinne. Allerdings halte ich es für ein *Lehrbuch für Herz und Seele.*

Es geht mir dabei nicht um die einzelnen Schritte der Therapie, sondern um die dahinter liegende Metaebene.

In all den unterschiedlichen Fallbeispielen gibt es *drei Gemeinsamkeiten:*

1. Die Arbeit mit der angewandten Kinesiologie, um tiefere Zusammenhänge der Ursachen zu erkennen und transformieren zu können.
2. Mittelbare oder unmittelbare Unterstützung aus der geistigen Welt.
3. *Das Happy End* – jeweils auf seine eigene Weise.

Ich wünsche Ihnen viel Freude beim Eintauchen, Einspüren und Mitfühlen in die Heilgeschichten, Kuriositäten, kleineren und größeren Wunder, Herzöffner und Seelenschmeichler, die ich für Sie aufgeschrieben habe.

Ich bin der Meinung, sie alle sind es wert, nicht vergessen zu werden.

Ihre Claudia Müller

Namen und Hinweise, die man einer bekannten Person zuordnen könnte, wurden geändert.

Kinderwunsch und Bilderbuchgeburt

Als ich begann meine Kinesiologiekenntnisse als Hilfe zur Selbsthilfe in meiner ersten kleinen Praxis anzubieten, lernte ich eine Frau – Mitte 30 – kennen, die mir sichtlich verzweifelt und etwas beschämt anvertraute, dass sie nunmehr seit 7 Jahren erfolglos versuche schwanger zu werden. Ihr Mann und sie haben sämtliche Untersuchungen hinter sich gebracht und auch schon eine künstliche Befruchtung ausprobiert. Es gab keinen ersichtlichen, gesundheitlichen Grund für die Kinderlosigkeit.

Beide hatten die Hoffnung schon fast aufgegeben. Doch als sie von meiner neuen Methode hörte – die ich ja voller Enthusiasmus erzählte, wenn es jemanden interessierte –, sah sie darin eine neue Chance, eventuelle Blockaden, die eine Schwangerschaft verhinderten, aufzulösen und den Weg doch noch zu ermöglichen für das ersehnte Baby.

Ich vereinbarte einen Termin mit ihr und notierte alle Gedanken, Ängste und Erwartungen dieser Frau an sich selbst und der Personen um sie herum.

Bei den ersten Tests stellte sich heraus, dass der größte Stress aus der Erwartungshaltung ihrer Eltern und vor allen Dingen ihrer Schwiegereltern an sie herrührte. Letztere betonten immer wieder, dass sie doch unbedingt noch Großeltern werden möchten und ja nur einen Sohn hätten, der ihnen diesen Wunsch erfüllen könne.

Immer wieder wurde sie gefragt, wann es denn nun endlich soweit wäre. Zuletzt wurden sogar Bedenken geäußert, ob sie überhaupt die Richtige für deren Sohn sei. Wie man sich vorstellen kann, belasteten diese Äußerungen natürlich zunehmend auch die eheliche Beziehung, was einem Kinderwunsch ja nicht gerade zuträglich ist.

Ich arbeitete mit dieser Frau an drei Terminen daran, sich von den Erwartungen anderer zu befreien und tief hineinzuspüren, ob sie selbst mit ihrem Mann ein Kind bekommen möchte. Als sich der Kinderwunsch bestätigte, stärkten wir über die kinesiologische Arbeit ihr Selbstvertrauen, ihr Vertrauen in ihren Körper und ihr Gottvertrauen. So war sie in der Lage, völlig loszulassen und alles anzunehmen wie es kommen würde.

Drei Monate nach Beendigung unserer Arbeit hat sie mir freudestrahlend unter Tränen mitgeteilt, dass sie tatsächlich schwanger sei. Auch ich war überglücklich über diesen Erfolg gleich zu Beginn meiner Arbeit als Kinesiologin.

Doch damit nicht genug:

Bei den empfohlenen Kontrolluntersuchungen beim Gynäkologen meinte dieser, sie sei so sportlich und habe eine derart feste Beckenbodenmuskulatur, dass er eine sehr schmerzhafte und schwierige Geburt erwarte. Sie müsse damit rechnen, dass es nicht ohne Hilfsmittel (Saugglocke, Zange) gehen würde. Sogar einen geplanten Kaiserschnitt zog er in Erwägung.

Jede Frau kann sich vorstellen, dass diese Äußerungen nicht gerade beruhigend wirkten.

Meine Klientin wandte sich daraufhin völlig verunsichert, voller Angst und Panik wieder an mich und fragte, ob man da nicht auch kinesiologisch was machen könne. Sie wollte unbedingt eine natürliche Geburt und sich selbst, ihrem Mann und dem Baby diese einmalige Erfahrung nicht vorenthalten.

Ich erarbeitete daraufhin ein Konzept zur kinesiologischen, emotionalen Geburtsvorbereitung, das ich mit der Patientin durcharbeitete. Dabei lösten wir ihre Ängste auf und stärkten die Zuversicht und das Vertrauen in ihren Körper.

Das Ergebnis war sensationell: Sie erlebte eine »Bilderbuchgeburt«. Nach 3,5 Stunden brachte sie völlig komplikationslos und ohne Einsatz von irgendwelchen Instrumenten auf natürlichem Wege ein gesundes Mädchen zur Welt.

Noch viele Jahre danach – immer, wenn ich sie irgendwo sah oder traf, zwinkerte sie mir heimlich lächelnd zu. Denn sie hatte niemals ihrem Mann geschweige denn ihren Schwiegereltern von ihrem »Ausflug« in das Reich der Energiearbeit erzählt.

Diese Erfolgsgeschichte inspirierte mich, das Konzept zur energetischen und emotionalen Geburtsvorbereitung zu modifizieren und es allgemeiner zu fassen, so dass ich es bei Bedarf immer gerne anwenden konnte.

Eine klassische Win-Win-Situation.

Demut

Eines Tages konsultierte mich ein Mann Mitte 40, den ich schon seit längerer Zeit kannte. Auch seine Ehefrau und seine Familienverhältnisse waren mir nicht fremd.

Er kam auf Krücken und erzählte mir sichtlich deprimiert und frustriert, dass er im Winter auf einer Eisplatte ausgerutscht und gestürzt war. Allerdings nicht alleine, sondern am Arm seiner Gattin, die dann unglücklicherweise auch noch auf ihn, respektive auf sein Knie gefallen war. Laut Schilderung des Mannes war »alles kaputt – das ganze Knie«. Die Bänder und der Meniskus. Das Knie wurde daraufhin operiert und er machte eine länger währende Physiotherapie. Der Grund seines Kommens war nun folgender (Er sagte wörtlich):

»Jetzt mache ich schon so lange meine Übungen aber ich kann mich einfach nicht beugen. Ich war nochmals bei meinem Chirurgen, der hat mir zu 100 Prozent versichert, dass er das Knie während der Narkose durchgebeugt habe und keinerlei Sperre oder Hindernis wahrgenommen wurde. Es müsse also wohl eine Blockade in meinem Kopf sein.«

Ich höre bei der Schilderung meiner Klienten/Patienten immer sehr genau hin und achte dabei auf die Worte, die von den Menschen gewählt werden. Viele deutsche Wörter haben Doppel- oder Mehrfachbedeutungen. Außerdem ist mir die Zuordnung der Organe, der Körperstrukturen oder Erkrankungen und deren psychologische Deutung bekannt. Dabei fiel mir sofort der Zusammenhang zwischen »sich beugen, Demut und Knie« auf. Nicht zuletzt verlangt die katholische Kirche, dass man sich während der Messe niederkniet und demütig verweilt auch wenn es schmerzt. Außerdem kannte ich den Klienten und dessen Charaktereigenschaften ein wenig. Er war generell ein sehr dominanter Mensch, der sich nicht gerne etwas sagen ließ und meistens das letzte Wort behalten wollte.

Also sagte ich ihm, dass er die Blockade und somit die Lösung seines Problems bereits kenne und erwähnt hätte. Völlig irritiert stand er vor mir und verlangte nach einer Erklärung, da er absolut keinen Zusammenhang zwischen seiner Schilderung und dem nicht »beugsamen« Knie sehen konnte.

Nun gut! Ich dachte mir: »Wie sag ich's meinem Kinde?« Mit vorsichtigen Worten führte ich ihn zu der Erkenntnis, dass das Thema Demut und Beugsamkeit in seinem Leben wohl eine Rolle spielen würden. Gerade auch gegenüber seiner Ehegattin, die das Thema durch den Sturz auf sein Knie ja geradezu offensichtlich zu machen schien.

Es folgte eine lange Pause, in der er mindestens dreimal tief durchschnaufte und immer kurz davor war, mir seinen Unmut kund zu tun. Wie gesagt: dominante Personen lassen sich nicht gerne etwas sagen und haben auch gerne immer recht.

Ich erklärte ihm also nochmals, dass wir dieses Thema am besten jetzt gleich bearbeiten sollten und dann ja sehen können, ob sich etwas verändert. Er könne dabei ja nichts verlieren, sondern nur gewinnen.

Gesagt – getan. Und siehe da: Nach nur einer einzigen kinesiologischen Sitzung gingen die Knie-Beugungs-Übungen von Mal zu Mal immer besser. Bis er das Knie nach kurzer Zeit wieder komplett durchbeugen konnte.

Manchmal wäre vorbeugen besser als heilen!

Heirat erwünscht

Vor vielen Jahren kam eine Frau in meine Praxis und erzählte mir, dass jetzt bald ihr fünfzigster Geburtstag anstehe und sie einen sonderbaren Wunsch verspüre. Sie war alleinstehend, selbständig, Mutter einer mittlerweile erwachsenen Tochter, attraktiv und noch nie verheiratet. Sie sagte: »Irgendwie komm ich mir so übrig geblieben vor und wünsche mir jetzt endlich, den richtigen Mann für den Rest meines Lebens kennen zu lernen.« Sie äußerte den dringenden Wunsch, heiraten zu wollen und endlich auch eine verheiratete Frau zu sein.

Puh – nun gut – ich führe ja kein Eheanbahnungsinstitut und außerdem lehnte sie die Möglichkeit der gerade aus dem Boden schießenden Datingportale ab.

Ich fragte nach dem Vater der erwachsenen Tochter. Dieser wollte von Beginn an kein Kind und verlangte die Abtreibung – ansonsten wäre er weg. Da eine Abtreibung für meine Klientin auf keinen Fall in Frage kam, war er dann auch weg. Ausgewandert oder sonst wie – nicht auffindbar. Er hat auch niemals Alimente bezahlt. War einfach weg. So war sie alleinerziehend, berufstätig und vollkommen ausgelastet mit all den Anforderungen des Lebens.

Es gab wohl die ein oder andere kleinere Beziehung in ihrem Leben – mit Betonung auf kleinere. Irgendwie hat es nie gereicht für das ganz große Glück.

Ich setzte mich mit der Klientin auseinander und begann mit der kinesiologischen Arbeit an ihrem zugrunde liegenden Männerbild. Angefangen bei ihrem Vater. Der Vater ist ja nun mal »der erste Mann« im Leben einer Frau. Dann das Verhältnis zu ihren Brüdern. Dann das große Thema, vom Kindsvater verlassen worden zu sein.

Wir arbeiteten auch an ihrer Selbsteinschätzung, ihres Selbstwertes und der Vorstellung ihres Wunschpartners.

Alles in allem waren es ca. sechs Sitzungen innerhalb eines halben Jahres. Als wir alle relevanten Themen bearbeitet und gelöst hatten verabschiedeten wir uns und ich wünschte ihr ein baldiges Erreichen ihres Zieles.

Und siehe da – es hat gerade mal ein Vierteljahr gedauert, da kam ein Anruf, dass sie ihren Traummann gefunden habe. Und zwar ganz natürlich, ohne Dating-App, in einem gemeinsamen Verein. Er lebe schon seit Jahren in Trennung – auch räumlich – und lasse sich jetzt scheiden, damit der Weg für eine Heirat frei gemacht sei. Er hatte ihr zu diesem Zeitpunkt schon einen Antrag gemacht.

Verblüffend war, dass sich die beiden Personen ja bereits kannten. Doch erst durch das Lösen der Blockaden meiner Klientin wurde die Ausstrahlung und somit die Anziehungskraft derart verändert, dass es plötzlich richtig »knallte«. Es galt auch hier das Gesetz der Resonanz. Wenn Sender und Empfänger auf der gleichen Frequenz funken, kommt es zu einem »Match« – wie man auf Neudeutsch zu sagen pflegt.

Am Ende wurde ich auf eine wunderschöne Hochzeit eingeladen mit einer glücklich strahlenden und jugendlich wirkenden Braut und einem sichtlich stolzen Bräutigam.

Wie heißt es doch so schön: »Alter schützt vor Liebe nicht – aber Liebe vor dem Altern«

Jesus Christus

Eine Frau Ende 30 wandte sich an mich, da sie eine ernstzunehmende Krebsdiagnose erhalten hatte. Sie sollte operiert werden und wollte vorher noch alle Möglichkeiten nutzen, zunächst kinesiologisch alle Blockaden, die einer Heilung entgegenstünden auszuräumen und anschließend einen Platz in einer von mir empfohlenen komplementären Krebsklinik zu erhalten.

Nun war es traurigerweise so, dass bei der Operation und Entfernung des Primärtumors leider festgestellt wurde, dass die Patientin »zu spät« kam. So sagten es die Ärzte, die tatsächlich weinend an ihrem Krankenbett standen und ihr mitteilten, dass bereits in einer Vielzahl von Organen Metastasen gefunden wurden und sie nur noch vier bis neun Monate zu leben hätte.

Sie kam wieder in meine Praxis und ich organisierte, wie besprochen, die Aufnahme in die Krebsklinik, die mit alternativen Methoden arbeitet.

Nach ihrem ersten mehrwöchigen Aufenthalt erhielt sie einen Behandlungsplan, den ich ambulant in meiner Praxis durchführen konnte. Vorwiegend ging es um diverse Infusionskuren und eine Misteltherapie.

Zum Erstaunen aller damals beteiligten Ärzte und Mitwissenden, erholte sie sich zügig und änderte einiges in ihrem Leben. Sie brach alte Beziehungen ab und ging neue ein; änderte ihren Wohnsitz und öffnete sich mehr und mehr der geistigen Welt.

Nach mehr als einem Jahr ging es ihr so gut, wie schon lange nicht mehr. Sie erzählte mir, dass sie manchmal in der Fußgängerzone auf den einen oder anderen Arzt aus der Klinik von damals traf und diese völlig ungläubig vor ihr standen oder mit ihren Gattinnen tuschelten, nachdem sie ja nach ihren Voraussagen längst tot sein müsste.

Nach ca. vier Jahren (!) verschlechterte sich ihr Zustand nach einigen schweren Schicksalsschlägen in der Familie so sehr, dass sie in die Klinik eingewiesen wurde. Sie lag auf der Palliativstation und man teilte mir mit, dass sie wohl bald sterben werde. Ich war sehr traurig und gab meine Privattelefonnummer weiter, so dass man mich anrufen könne, wenn es so weit sei, da ich für ein paar Tage nicht in der Praxis erreichbar war.

Dann geschah Folgendes: Gerade als mein Mann und ich im Auto saßen und von unserem Urlaubsort zurückfuhren, klingelte mein Handy. Ich sah die Nummer und ein Stich fuhr mir ins Herz. Ich sagte zu meinem Mann: »Ich glaube, das ist der Ehemann von ihr und sie ist jetzt gestorben.« Dann ging ich ran.

Am anderen Ende meldete sich die Patientin selbst mit kräftiger Stimme und sagte: »Ich bin jetzt wieder aus der Klinik raus und brauche ein Paar Infusionen. Kannst du vorbeikommen zu Hausbesuchen?«

Ich war völlig perplex, sie selbst so kräftig und lebendig sprechen zu hören, dass mir der Atem stockte. Natürlich sagte ich ihr zu und wir vereinbarten den ersten Termin für einen Hausbesuch.

Wiederum völlig unerwartet öffnete sie mir selbst überraschend vital die Haustüre, als ich bei ihr klingelte. Doch ich erkannte sofort in ihrem Blick eine grundlegende Veränderung. Ihre Augen waren durchdrungen von Liebe und Güte. Sie sah aus wie eine Heilige auf den Kirchenbildchen mit einem wundervollen (voller Wunder) verklärten Blick. So etwas habe ich bei einem Menschen noch nie gesehen. Ich fragte sie: »Was ist geschehen?« Mehr musste ich nicht sagen, denn sie wusste sofort was ich meinte und dann erzählte sie mir Folgendes:

»Wie du ja weißt, kam ich in die Klinik mit der Prognose, dass ich wohl in den nächsten Tagen sterben werde. Die Palliativschwestern waren alle sehr nett und liebevoll im Umgang mit mir, um mir die verbleibende Zeit so angenehm wie nur möglich zu machen. Sie sahen immer wieder nach mir und meinem Befinden und brachten mir Wasser oder Tee oder betupften mir die Stirn. Manchmal befeuchteten sie mir die Lippen, wenn ich nicht mehr trinken konnte.

In einer der folgenden Nächte ging es mir extrem schlecht. Mein ganzer Körper schmerzte ungewöhnlich stark, obwohl ich ja Schmerzmittel in der Dauerinfusion hatte. Ich klingelte nach der Schwester und sie sah mich ganz traurig an und sagte, sie lasse nach dem diensthabenden Arzt schicken, der mir die Morphiumdosis erhöhen solle.

Sie verließ das Zimmer und ich verlor das Tagesbewusstsein. Im Zustand eines erweiterten Bewusstseins fühlte ich, dass mich meine Lebenskräfte verlassen wollten. Doch da kam Jesus Christus in Person an mein Krankenbett getreten. Er war leibhaftig da! Er hüllte mich ein in unendliche Liebe. Dieses Gefühl der Wärme, Güte und Liebe kann ich mit Worten nicht beschreiben.« Das alles sagte sie sichtlich bewegt!

»Jesus Christus hob mich mit seinen Armen aus meinem Klinikbett, drückte mich sanft an sich und trug mich auf den Balkon. Es fiel mir unendlich schwer, dieser unermesslichen Liebe zu widerstehen aber etwas in mir sagte, dass ich auf Erden noch etwas erledigen muss und dass ich meine beiden Kinder noch nicht alleine lassen kann. Und so sprach ich mit Jesus. Ich bat ihn, mir noch ein kleines bisschen Zeit mit meinen geliebten Kindern zu schenken und sagte, dass ich noch nicht mitkommen möchte.

Jesus Christus lächelte mich gnädig an und eine enorme, heilsame Wärme durchströmte zunächst mein Herz und dann meinen ganzen Körper. Er trug mich wieder zurück in mein Klinikbett und entschwand.

Plötzlich war ich wieder im Tagesbewusstsein. Ich war hellwach. Mir tat nichts mehr weh und ich war voller

Energie und Tatendrang. So klingelte ich erneut nach der Schwester. Diese kam angerannt und war überwältigt, mich so zu sehen. Ich sagte ihr unvermittelt, dass es mir jetzt wieder gut gehe und ich morgen die Klinik verlassen werde. Die Schwester widersprach mir nicht sondern gab mir Recht. Sie vertraute mir an, dass der Arzt noch nicht da war und wenn er mir aus medizinischen Gründen und in Anbetracht meines schmerzhaften Zustandes die Dosis erhöht hätte, ›dann wären Sie jetzt tot‹, sagte die Schwester wortwörtlich.«

Damit beendete meine Patientin ihre Schilderung der Ereignisse.

Ich saß völlig regungslos da. Ich konnte nicht sprechen. Ich war komplett gebannt und sprachlos. Ich wusste, dass das die absolute Wahrheit war, so wie sie es erlebt und mir geschildert hatte. Man brauchte ja nur in ihre Augen zu schauen.

Diese Augen hatten Gott gesehen!!!

Meine Patientin hatte noch einige Monate, in denen sie einiges Irdisches regeln konnte und Zeit mit ihren Kindern verbringen durfte.

Dann ist sie gestorben – fünfeinhalb Jahre nach der ersten Diagnose!

Am Tag ihrer Beerdigung fuhr ich nach der Zeremonie in eine nahe gelegene Basilika, um Einkehr zu halten. Ich war ganz alleine in der großen, üppig geschmückten Kirche. Ich setze mich auf eine Kirchenbank und begann zu beten. Und da – just in diesem Moment – begann die Kirchenorgel wie von Geisterhand zu spielen. Himmlische Klänge durchfluteten das ganze Kirchengebäude und niemand war zu sehen. Mir liefen die Tränen über mein Gesicht und ich wusste, das war ein Abschiedsgruß von ihr nur für mich. Sie ist »Zuhause« angekommen!

Danke, dass ich dich eine Zeit lang auf deiner irdischen Reise begleiten durfte – danke – danke!

Neue Wege

Im Laufe meiner Heilpraktikertätigkeit habe ich wirklich sehr viele Schüler und Studenten begleitet. Manchmal ging es um Prüfungsängste, manchmal um den typischen Blackout während einer Abfrage, manchmal um mangelnde Motivation, Konzentrationsstörungen oder auch um Nährstoffdefizite. Teilweise hatte ich Laborwerte erhoben, die einen befürchten lassen konnten, dass da jemand vor vollen Töpfen verhungert! Manche (um nicht zu sagen viele) der jungen Leute nehmen keine natürliche Nahrung mehr in ausreichenden Mengen zu sich. Das ist eine traurige Angelegenheit angesichts des immerwährenden umfangreichen Angebots und der Tatsache, dass in anderen Ländern die Menschen tatsächlich Hunger leiden müssen.

In meinem nachfolgenden Beispiel geht es um einen jungen Mann. Er kam als Student zu mir mit der Bitte, ihm unbedingt zu helfen, die nächste Klausur zu bestehen. Denn wenn er dieses Semester nicht besteht, ist er raus und kann nicht mehr studieren. Er hatte bereits einmal das Studienfach gewechselt und war aber wieder nicht sehr erfolgreich in den Prüfungen.

Nach einer ausführlichen Anamnese und Ernährungsberatung begann ich kinesiologisch an seinen Blockaden zu arbeiten. Wir gelangten sehr schnell in die Ursachensituationen für sein »Versagen«. Der junge Mann war Sohn einer alleinerziehenden Lehrerin und Enkel eines Offiziers der Bundeswehr. Beide meinten es natürlich nur gut mit ihm, indem sie das Motto »Fördern durch Fordern« ausgaben. Nach meinem Dafürhalten lag die Betonung wohl eher auf »Fordern«!

Es geht mir nie um Schuldzuweisung oder Verurteilung. Wie gesagt: Sie meinten es bestimmt gut mit dem Einzelkind. Sie wollten halt, dass was aus dem Jungen wird.

Allerdings kann man sich vorstellen, welche Last auf dem jungen Mann von früher Kindheit an lag. Alle Erwartungen, Hoffnungen und Befürchtungen der beiden lagen ja allein auf seinen Schultern. Sowohl Mutter als auch Großvater frönten dem Prinzip Leistung! Versagensängste begleiteten ihn von Anbeginn der Schulzeit.

Gerade noch rechtzeitig vor den nächsten alles entscheidenden Klausuren waren wir so weit vorangekommen, dass der junge Mann sich frei machen konnte vom Erwartungsdruck der anderen und sein Selbstvertrauen und seine Selbstsicherheit gestärkt war.

Mir fiel bei jedem Termin mit ihm auf, dass er sehr interessiert war an der menschlichen Psyche und dem Einfluss des Unterbewusstseins auf das Tagesgeschehen, auf unsere Entscheidungen und unsere Glaubenssätze. Auch spirituelle Themen – wie der Sinn des Lebens und der Weg der Seele (altgriechisch Psyche!) waren oft teil unserer guten Gespräche vor oder nach der Behandlung. In all den Gesprächen war der junge Mann mir gegenüber freundlich, höflich, geradezu liebenswürdig und respektvoll.

Lange Rede kurzer Sinn … Er hat nach und nach alle Prüfungen bestanden und bewarb sich mit seinem BWL-Diplom um einen adäquaten Arbeitsplatz. Es dauerte nicht lange und er meldete sich wieder bei mir mit der Bitte um einen Termin. Er war jetzt angestellt in einem Großkonzern und war sichtlich stolz, dass er diesen »Traumjob« bekommen hatte. Er hatte auch eine Freundin und wollte diesbezüglich ein Thema bearbeiten.

Ich freute mich, ihn wieder zu sehen, doch die Freude hielt nicht lange an. Der junge Mann war wie ausgewechselt. Sein Auftreten war distanziert, seine Stimme harsch und seine Ausdrucksweise teilweise respektlos. Ich war schockiert! Nach einer kurzen Zeit der Orientierung machte ich ihn auf seine Wesensveränderung aufmerksam und verbat mir seinen Ton und seine Ausdrucksweise.

Er zuckte förmlich zusammen vor Schreck und zeigte sich sichtlich betroffen. Dann entschuldigte er sich bei mir und sagte, dass ihm das gar nicht so bewusst war. »Wissen Sie, in der Firma in der ich jetzt bin ist das der einzig mögliche Umgangsstil mit den Mitarbeitern und auch unter den Vorgesetzten. Jegliche menschliche Rührung oder Empathie wird als Schwäche ausgelegt. Man wird dann ausgenutzt und an einen Aufstieg auf der Karriereleiter ist quasi nicht zu denken. Es gilt hier immer noch der Kampf mit den Ellbogen und der Schwächere zieht den Kürzeren«, erzählte er ziemlich mitgenommen.

Ich nahm seine Entschuldigung an und erlaubte mir die Bemerkung: »Und das nennst du deinen Traumjob?«

Nachdem wir sein Thema bearbeitet hatten, verabschiedeten wir uns und ich habe dann nichts mehr von ihm gehört.

Einige Jahre später erreichte mich eine E-Mail von jenem jungen Mann. Er schrieb, dass ich eine der wichtigsten und ersten Personen sei, der er seinen neuen Lebensweg unbedingt mitteilen möchte. Weiter schrieb er, dass unser letztes Gespräch nicht spurlos an ihm vorbei gegangen sei. Es dauerte eine Zeit lang, aber er hinterfragte immer wieder seine gesamte Lebenssituation. Eines Tages – als die Zeit reif war – kam er zu dem Entschluss alle Brücken hinter sich abzubrechen, Bayern zu verlassen und im hohen Norden ein Psychologiestudium(!) zu beginnen. Abschließend schrieb er, dass er mir sehr dankbar ist für alles und er seinen Weg jetzt gefunden habe.

Ein buddhistisches Sprichwort besagt: »Wenn du schnell ans Ziel kommen willst, mache einen Umweg.«

Nehmen Sie sich gerne ein wenig Zeit für die Tiefe dieser Weisheit!

Lärmende Nachbarn

Kennen Sie das? Sie erleben eine Situation oder finden sich in einer Lebenssituation wieder, die Ihnen so ganz und gar nicht gut tut. Sie haben aber das Gefühl, dass Sie selbst gar nichts daran ändern können?

Genau so ging es einer Klientin von mir, die mir völlig entnervt erzählte, dass in ihrer Nachbarwohnung neue Mieter eingezogen waren, die so gar nicht in das Haus passten. Sie hielten sich an keine Regeln, stellten den Kinderwagen und die Müllbeutel in den Flur, schauten sehr lange und sehr laut TV, schlössen die Türen nicht normal, sondern schlügen sie mit einem Höllenlärm zu. Häufig empfingen sie Besuch und säßen dann bei Bier und Würstchen laut »grölend« auf dem Balkon. Sie grüßten nicht, wenn sie ihnen begegnete und wären auch nicht gesprächsbereit, geschweige denn einsichtig.

Ich muss noch dazu sagen, dass meine Klientin bereits Ende 50 und verwitwet war. Sie hat sich ihre Wohnung in dem Haus vor einigen Jahren gekauft, als dort noch ein älteres, sehr ruhiges Ehepaar in der Nachbarwohnung lebte.

Die Beschwerden bei der Hausverwaltung liefen bisher ins Leere und blieben erfolglos. Sie sagte: »Was kann ich denn da machen – kann ich überhaupt daran was ändern außer auszuziehen?«

Was glauben Sie, habe ich geantwortet? Genau – Wir können immer etwas tun, wenn wir unseren Anteil an den Gegebenheiten betrachten und die Verantwortung für uns übernehmen. Das ist nicht immer eins zu eins in der aktuellen Situation zu finden, sondern kann auch in früheren Beziehungen und Verhaltensmustern begründet sein. Denn es ist kein Zufall, dass sich diese Situation so ergeben hat. Zufall ist, was einem zufällt – und Schicksal, was einem geschickt wird! Anscheinend war die Zeit jetzt reif, ihren Anteil zu erkennen und ihre Muster zu lösen.

Etwas ungläubig schaute sie mich schon an. Aber da sie auf keinen Fall voreilig die Segel streichen und ausziehen wollte, willigte sie ein, kinesiologisch zu arbeiten.

Den genauen Verlauf der Arbeit weiß ich nicht mehr. Nur, dass es um Ebenbürtigkeit und Kooperation ging. Vieles kann man auch über Visualisierung und in Gedanken machen. Oder man inszeniert ein Rollenspiel mit Figuren bei einer Aufstellungsarbeit. Ebenso ist es möglich, einen Brief zu schreiben, den man aber auf keinen Fall abschicken sollte, sondern dem Universum übergibt, indem man ihn verbrennt, oder in einen Fluss wirft. Wichtig bei all diesen Variationen ist immer, dass man gute Worte findet und niemals Gemeinheiten, Wut oder gar Hass ausdrückt. Und dass man sich immer mit guten Wünschen für die betreffende Person oder Personen verabschiedet!

Und so kam es, wie ich es vermutet und natürlich auch erhofft hatte: Meine Klientin rief mich nicht lange danach ganz aufgeregt an und sagte: »Du ahnst es nicht, die ziehen gerade aus. Ich habe keine Ahnung warum.« Ich lachte und antwortete: »Ich schon! Die geistige Welt hat reagiert.«

Da fällt mir gerade ein Zitat von OSHO ein:

»Sei realistisch – erwarte Wunder!«

Meine Elfe

Es war ein Abend im Spätherbst. Ich wartete auf eine neue Patientin, die sich telefonisch angemeldet hatte. Ihre Stimme am Telefon klang eher kindlich und verunsichert.

Als sie eintrat, musste ich meine Mimik und Stimme beherrschen, da vor mir eine völlig versteinerte Frau stand; ihr Äußeres glich einem 12-jährigen Mädchen, obwohl sie bereits 28 Jahre alt war. Ihre Hände zitterten. Ihre Figur war unförmig. Sie erzählte mir schon gleich im Vorgespräch, dass sie gerne eine Liebesbeziehung hätte aber kein Mann Interesse an ihr zeigte.

In der Anamnese stellte sich heraus, dass sie seit einigen Jahren gleichzeitig drei unterschiedliche Psychopharmaka einnahm. Diese wurden ihr von einem Psychiater verschrieben, da sie unter starken Gefühlsschwankungen, Ängsten bis hin zu Panikattacken litt und teilweise nicht mehr arbeitsfähig war.

Okay, das erklärte mir zunächst einmal das maskenhafte Gesicht und die eingeschränkte Emotionsfähigkeit, was sie leider für einen Partner nicht attraktiv erscheinen, sondern eher befremdlich wirken ließ.

Ich erklärte ihr, dass ich auf keinen Fall die Medikation verändern oder gar absetzen dürfe. Aber wir können versuchen, die Hintergründe ihrer psychischen Auffälligkeiten herauszufinden und bestenfalls aufzulösen.

Sie war einverstanden und wir begannen mit kinesiologischen Sitzungen. Anfangs war es nicht einfach, da ihre Reaktionen sehr eingeschränkt waren. Ich hatte immer das Gefühl, eher mit einem Gegenstand zu arbeiten, als mit einem Menschen. Ihre menschlichen Züge lagen hinter einer dicken Mauer verborgen. Ich hatte keine Ahnung, ob und wie ich das Wesen dieser Frau – die aussah wie ein junges Mädchen – erreichen konnte. Doch sie schien mit mir und meiner Arbeit zufrieden zu sein und vereinbarte immer wieder neue Termine.

Eines Tages entdeckten wir, dass sie wohl im Alter von 12 Jahren(!) ein traumatisches Erlebnis hatte, das sie bis zum Zeitpunkt unserer Arbeit verdrängt hatte. Zögerlich und nur langsam kamen ihr Erinnerungen ins Gedächtnis. Es ging um sexualisierte Gewalt und den Verlust der Mutter, die die Familie von heute auf morgen einfach verließ und die Kinder mit dem Vater alleine gelassen hatte.

Ihre innere und äußere Entwicklung war zu diesem Zeitpunkt »eingefroren«. Wir arbeiteten weiter und lösten die Blockaden, die aus dieser Zeit stammten und konnten die Sichtweise, die innere Haltung und ihr Verhalten nach und nach ändern. Sie begann mit ihrem Psychiater über unsere Arbeit zu sprechen und bat darum, unter seiner Beobachtung ihre Medikation herabzusetzen und gegebenenfalls gänzlich abzusetzen.

Zu meiner Überraschung willigte der Arzt ein und so machte sie einen fraktionierten Entzug aller drei Präparate. Nach und nach kam die Fähigkeit zurück, ihre Gefühle in Mimik und Gestik auszudrücken. Sie wirkte lebendiger und beweglicher. Sie konnte auch weinen und begann ihr Leben neu zu ordnen. Unter anderem zog sie von Zuhause aus. Also weg vom Vater. Sie nahm sich eine eigene kleine Wohnung und kündigte ihren Job. Denn auch da fühlte sie sich in Anwesenheit des Junior-Chefs nicht wohl.

Sie war mit dem Ergebnis unserer Arbeit sehr zufrieden und wir verabschiedeten uns bis aufs Weitere. Sie brauchte jetzt Zeit, sich selbst neu kennen zu lernen oder gar »sich neu zu erfinden«. Und sie war sich sicher, dass es jetzt auch möglich sei, dass ein Mann als Liebespartner in ihr Leben treten könne.

Circa drei Jahre später rief mich diese Frau an und fragte, ob ich mich noch an sie erinnern würde, was ich natürlich gut konnte. Sie machte einen Termin mit mir aus für eine systemische Familienaufstellung mittels Figuren. Es gehe um ein Beziehungsproblem (!), das sie gerne mit mir lösen möchte. Ich war wirklich gespannt, in welchem körperlichen und psychischen Zustand sie mir nach all diesen Jahren begegnen würde.

Als sie zur Tür hereinkam stockte mir wahrlich der Atem: Vor mir stand eine wunderschöne, anmutige junge Frau – Anfang 30 – mit einem bezaubernden Lächeln und einer schlanken Figur. Ihre Ausstrahlung und ihr ganzes Wesen waren elfengleich. Auch ihre Ohren, die ich bis dahin nie wahrgenommen hatte, hatten die Form von Elfenöhrchen. Ich war so fasziniert, dass ich erst gar nichts sagen konnte. Mir schossen die Tränen in die Augen. Wir nahmen uns in die Arme und waren beide sehr gerührt.

Das »kleine« Problem bezüglich ihrer Beziehung zu ihrem Lebenspartner hatten wir schnell in die »Ordnung der Liebe« gebracht und wir verabschiedeten uns wieder sehr emotional.

Bevor sie ging, vertraute ich ihr an, dass sie auf mich wirke, wie eine wahrhaftige Elfe. Und sie erlaubte mir, sie von nun an »meine Elfe« zu nennen. Auch jetzt noch – nach mehr als 10 Jahren – während ich diese Zeilen schreibe, füllen sich meine Augen mit Tränen der Rührung und der Dankbarkeit für dieses außergewöhnliche Erlebnis.

Danke meine schöne Elfe!

Kinderwunsch in den USA

Nachdem es sich schon ein Bisschen herumgesprochen hatte, dass man auch durch das Lösen von emotionalen Blockaden die Chancen einer Empfängnis verbessern kann, meldete sich völlig gestresst eine Amerikanerin bei mir. Sie war zu Besuch in Deutschland in meiner Gegend und hatte von meinen Erfolgen hinsichtlich Schwangerschaft gehört. Auch sie wollte schon viele Jahre schwanger werden und würde gerne meine Hilfe in Anspruch nehmen. Da jedoch ihre Rückreise bereits gebucht war, fanden wir nur einen einzigen Termin zum Arbeiten.

Ich nahm mich dieser Frau an und im Laufe der Sitzung kristallisierte sich heraus, dass sie zwar gerne ein Kind hätte aber – und jetzt kommt's – nicht von diesem Mann. Also ihrem Ehemann.

Diese Erkenntnis schlug ein wie eine Bombe. Es dauerte einen Moment, bis sie sich der ganzen Dimension dieser Erkenntnis bewusst wurde. Sie begann fürchterlich zu weinen. Sie zitterte am ganzen Körper. Sie erzählte mir von der verfahrenen Situation ihrer Ehe und dass sich ihr Mann und sie eigentlich nichts mehr zu sagen hätten. Sie hatten sich schon längst auseinandergelebt. Auch das Thema Kinderwunsch war nur noch ein Konfliktthema. Jeder gab dem Anderen die Schuld und sie machten sich gegenseitig Vorwürfe.

Ich dachte, sie würde jetzt die Sitzung abbrechen wollen, da sie damit erst mal fertig werden müsste. Doch da überraschte sie mich. Sie sagte: »Ich brauch jetzt erst einmal eine Zigarette und dann machen wir weiter.«

Nach einer Pause fuhren wir mit unserer Arbeit fort und brachten diese mit einem positiven Ergebnis zu Ende. Sie wusste jetzt, dass sie sehr wohl in der Lage war, ein Kind zu empfangen, wenn der Partner der richtige ist.

Sie verabschiedete sich sichtlich erleichtert. Sie wirkte danach sehr viel ruhiger.

Ich war völlig verdutzt als mir ca. ein halbes Jahr danach die Nachricht übermittelt wurde, dass sich diese Frau von ihrem Mann getrennt und eine neue große Liebe gefunden hatte. Und … sie werden es schon vermuten … sie war schwanger und erwartete voller Freude ihr erstes Baby.

Ich stand da und in meinem Kopf war eine Stimme, die sagte: »Jetzt brauch ich erst mal eine Zigarette.« Na ja – da ich schon lange Nichtraucherin war, musste ich schmunzeln, ging in die Küche und machte mir stattdessen eine starke Tasse Tee.

Wenn du denkst du denkst ...

... dann denkst du nur du denkst. Ha, ha, ha ... Das war einmal ein erfolgreicher Schlager in meiner Jugend.

Und tatsächlich machte ich in meinen vielen Berufsjahren immer wieder die Erfahrung, dass »der Mensch denkt und Gott lenkt«!

So auch geschehen bei einem Mann Mitte 50. Er kam auf Empfehlung seiner Lebensgefährtin zu mir, da er nur noch gestresst und genervt von seinem Job nach Hause kam. Seine Stimmung ging schon in Richtung Depression und sie war mit ihrer »Hausfrauenpsychologie« nun am Ende, wie sie selbst sagte und konnte ihm nicht mehr helfen.

Ich nahm mich diesem Herrn an und er erzählte mir völlig niedergeschlagen, dass er in einer Firma arbeite und sich sein Chef in den letzten Jahren zunehmend negativ verändert habe. Er sei mehr und mehr cholerisch geworden und richtete seine schlechte Laune immer auf ihn. Mein Patient fühlte sich häufig ungerecht behandelt und vom Chef regelrecht schikaniert.

Nun war er ja schon über 50 und hatte Sorge, dass er im Falle einer Kündigung seinerseits ja nicht mehr so leicht eine adäquate Arbeit finden würde. Sein Problem war, dass er sich wie »in der Falle« und ausgeliefert fühlte.

»Ich denke, da kann man ja nichts machen«, sagte er resigniert.

Also erklärte ich ihm, dass man immer etwas tun kann, indem man seinen Anteil an der entstanden Situation überprüft und gegebenenfalls persönliche alte Muster auflöst. Muster, die negative Menschen und Verhaltensweisen in das eigene System geradezu hineinziehen.

Etwas ungläubig aber dennoch willig zeigte er sich einverstanden und wir begannen mit der Arbeit. Nach ein paar Sitzungen waren seine negativen Glaubenssätze identifiziert, gelöscht und durch neue, positive Affirmationen und einer neuen inneren wie äußern Haltung ersetzt.

Kein halbes Jahr später erzählte mir seine Lebensgefährtin, dass unsere Arbeit ein voller Erfolg war. Sie sagte: »Es hat sich jetzt alles zum Guten gewendet. Stell dir vor, die Firma ist insolvent gegangen und wurde von einer größeren Firma gekauft und übernommen. Es gab ein paar Umstrukturierungen aber mein Freund wurde weiter beschäftigt. Und somit hat mein Lebensgefährte jetzt – wie durch ein Wunder – einen neuen Chef. Mit diesem versteht er sich ausgezeichnet. Er wird für seine Arbeit geschätzt und bekommt viel Lob. Dadurch hat sich seine Stimmung wieder verbessert und er hat wieder Lebensfreude und geht gerne zur Arbeit.«

Da fiel mir doch glatt ein Zitat von Fritz Erhart ein, das ich ihm ausrichten ließ. Er sagte:

»Du darfst nicht alles glauben, was du denkst!«

Die Liebe des Lebens

Und wieder einmal geht es um die ersehnte Liebe für den Rest des schon etwas längeren Lebens. Genauer gesagt geht es um eine Frau Anfang 50, äußerst attraktiv, selbständig, enorm humorvoll und lebensfroh. Immer ein lachendes Gesicht und einen flotten Spruch auf den Lippen. Eigentlich die besten Voraussetzungen für eine erfolgreiche Partnersuche aber, …

Nun ja – sie kam zu mir, nachdem schon einige potentielle Lebensgefährten ausgeschieden waren und sie keine Lust mehr hatte auf die Suche über Datingportale.

»Irgendwie passt's am Ende dann halt doch nicht so ganz. Und ich möchte nicht noch mehr Zeit und Geld investieren, sondern das Thema mal von ganz vorne aufrollen«, sagte sie und prustete los. Denn die Vorstellung, dass man auch einen Partnerwunsch bearbeiten und mittels Wunschhypnose auf den Weg – sprich ins Universum – schicken kann, fand sie unglaublich witzig.

Wir setzten uns also zusammen und notierten einen Zielsatz für die kinesiologische Arbeit und später alle gewünschten Merkmale für ihren »Traumpartner«. Das Ganze beendete sie mit dem Satz: »Wir gehen bis zum äußersten – also eine Heirat. Denn in unserem Alter (wir waren in etwa gleich alt und ich war zu diesem Zeitpunkt auch Single) dürfen wir das Endziel nicht aus den Augen verlieren!« Damit meinte sie eine große Liebe, eine Heirat und somit eine erfüllte Partnerschaft bis ins hohe Alter. Daraufhin mussten wir so lachen, dass uns die Tränen übers Gesicht liefen.

Auf ging's! Sie war wirklich bei der Sache und fest entschlossen, diesen Weg mit mir ernsthaft einzuschlagen.

Sie ahnen es sicher schon ... es hat nicht allzu lange gedauert da lernte sie über ihren Beruf einen Herrn kennen, der von Anfang an genau in ihr »Beuteschema« passte. Und nach einigen beruflichen Begegnungen kam es auch zu einer privaten Einladung. Alles war perfekt!

Die beiden verliebten sich derart ineinander, dass die räumliche Distanz der beiden Wohnorte nicht mehr auszuhalten war. Und so machte der Herr ihr einen Heiratsantrag und den Vorschlag, zu ihm in sein Haus zu ziehen. Sie sagte: »Ja, ich will!« Sie nahm das Angebot an und beide sind schon seit einigen Jahren verheiratet.

In einer Bewertung für mich schrieb sie: *»Ich bin überglücklich.«*

Anmerkung in eigener Sache: Ein halbes Jahr nach der Arbeit mit ihr, traf ich auf meinen jetzigen Ehemann und auch ich bin überglücklich.

»Wir dürfen das Endziel nicht aus den Augen verlieren« – das war unser gemeinsames Mantra!

Das Kälbchen »Carlo«

Für die meisten Ärzte ist der Tod der Feind. Für mich ist das nicht so!

Ich gehöre zwar keiner Kirche an, habe aber einen tief verwurzelten Glauben an Gott, den Vater meiner Seele. Wie an mancher Stelle in diesem Buch beschrieben, habe ich schon oft Erfahrungen mit dem Jenseits gemacht. Das erste Mal, als ich als Kind fast ertrunken wäre. Dabei konnte ich kurz hinter »den Vorhang« blicken. Und bei gewissen Energiesitzungen, die an mir vorgenommen wurden, war eine geradezu greifbare Energieglocke über mir und um mich herum, so dass ich dieses Gefühl nie mehr vergessen habe. Auch an besonderen Orten, wie der Gebetsstätte in Lourdes (Frankreich), die für ihre vielen dokumentierten Wunder bekannt ist und in einer Gebetsstätte in Heroldsbach in Mittelfranken habe ich Phänomene erlebt, die mir meinen Glauben an die jenseitige, geistige Welt immerzu verstärkten und keinen Zweifel mehr zulassen. Denn: Hinter eine gemachte Erfahrung kann man nicht mehr zurück gehen!

Vor diesem Hintergrund möchte ich von einer Patientin berichten, die mit einer nicht mehr therapierbaren Krebsdiagnose zu mir kam. Also so sagten es ihre Ärzte. Schon als ich die Tür öffnete und diese zarte, kachektische, weißhaarige Frau Anfang 60 sah, wusste ich, dass sie dem Himmel näher war als der Erde. In der Anamnese und dem darauffolgenden Beratungsgespräch verdeutlichte ich ihr, dass ich mit meinen Methoden und den biologischen und homöopathischen Mitteln ihren Allgemeinzustand und somit ihre Lebensqualität verbessern könne, aber mehr kann ich ihr nicht versichern.

Damit möchte ich nicht ausschließen, dass es auch Spontanheilungen und unerklärliche Wunder gibt. Als Heilpraktikerin darf ich aber niemals Heilungsversprechen abgeben. Und mein Gefühl sagte mir auch etwas anderes.

Die Patientin nahm meine Therapievorschläge an und so sahen wir uns ein- bis zweimal die Woche. Zunächst behandelte ich mit unterschiedlichsten Infusionen und Neuraltherapie, bis sich ihr Zustand so sehr verbessert hatte, dass wir uns nun auch der psychischen Komponente ihrer Erkrankung zuwenden konnten.

Sie ging bei allem bereitwillig mit und wir tauchten tief in ihre verdrängten Sorgen und Ängste ein, die wir kinesiologisch bearbeiteten und nach und nach auflösten. Es ging häufig um Streitigkeiten in der Herkunftsfamilie. Erbschaftsstreitigkeiten, Neid und Missgunst bis hin zum völligen Zerwürfnis mit ihrer Mutter. Diese war schon verstorben und sie konnte es auf irdischem Wege nicht mehr gut machen.

In so einem Fall geht es vor allen Dingen um Vergebung und wohlwollendes Verabschieden im Nachhinein durch Hypnose und Visualisierungsarbeit. Auch Familienaufstellungen mittels Figuren und Trennungsrituale kamen zum Einsatz.

Nach jeder Sitzung wirkte sie entspannter und gelöster und dennoch spürte ich, dass noch nicht alles erlöst war, was sie bedrückte. Auf mein Nachfragen in einem meditativen Zustand ihrerseits, begann sie zu weinen und erzählte mir von ihrem Kälbchen Carlo.

Ich muss vorausschicken, dass die Patientin eine kleine Landwirtschaft mit ein wenig Viehzucht betrieb. Sie berichtete unter Tränen: »Wissen Sie, wir haben ja auch immer Tiere großgezogen und dann vom Schlachthoffahrer abholen lassen. Doch dieses Mal war es etwas anderes. Als das Kälbchen Carlo zur Welt kam, hatte ich von

Anfang an ein besonderes Verhältnis zu ihm. Es war so anhänglich und hatte so unglaublich schöne weiche braune Augen, dass es sich viel mehr wie ein Haustier als ein Nutztier für mich anfühlte. Ich habe es oft gestreichelt und gute Worte an es gerichtet. Doch als Carlo zwei Jahre alt war, beschloss mein Mann es zum Schlachthof bringen zu lassen, damit wir für unsere Arbeit mit dem Vieh unseren verdienten Lohn erhalten können.«

Sie begann zu schluchzen und weinte ganz bitterlich. Erst nach einer geraumen Zeit konnte sie weiter reden. »Ich werde diesen Moment nie vergessen, als Carlo auf den Anhänger geladen wurde und mich soooo wehmütig und sooo traurig angeschaut hat. Ich konnte aber nichts machen. Es war halt das Los der Viehzucht, das man Tiere für Geld großzieht und dann schlachten lässt.«

Ich ließ sie ihren ganzen Schmerz ausweinen und ganz am Schluss sagte sie noch: »Und stellen sie sich mal vor – wir haben gerade mal 200 Euro für ihn bekommen! Wie soll ich mir das je verzeihen?«

Wir bearbeiteten diese »Schuld« und diesen Schmerz, bis sich alles aufgelöst hatte und transformiert war.

Einige Monate später erfuhr ich, dass meine Patientin mit einem Darmverschluss notfallmäßig ins Krankenhaus eingeliefert wurde und kurze Zeit darauf an den Komplikationen nach der Operation friedlich eingeschlafen war.

Ich wurde zur Beerdigung eingeladen und ihr Ehemann und ihre Kinder bedankten sich bei mir für die fürsorgliche Betreuung in den letzten Lebensmonaten. Sie versicherten mir, dass sie noch viel Lebensfreude entwickelt hatte und am Ende ihres Lebens mit sich und der Welt im Reinen war.

Für mich ist der Tod nicht der Feind. Wir alle müssen einmal sterben. Das heißt diesen irdischen Körper verlassen. Ich halte es für äußerst wichtig, dass man, wenn möglich, vorher noch Frieden schließt und somit frei von Schuldgefühlen und anderen negativen Gefühlen hinüber gleiten kann in eine andere Dimension. Dort darf sich die Seele erholen und für neue Abenteuer stärken.

Elisabeth Kübler-Ross – eine renommierte Sterbeforscherin – beschrieb es in etwa so:

> »Der irdische Tod ist vergleichbar mit dem Verpuppungsprozess der Raupe zum Schmetterling. Es handelt sich nicht um das Ende, sondern um eine Metamorphose in eine andere Lebensform und einen anderen Bewusstseinszustand!«

Soziale Phobie?

Nach vielen Jahren meiner Arbeit als Kinesiologin, dann als Heilpraktikerin mit Schwerpunkt Kinesiologie, erweiterte ich neben den körperlichen, invasiven Methoden aus der Naturheilkunde mein Repertoire der psychischen Behandlungsmöglichkeiten mit der klinischen Heilhypnose. Die Kombination von aktivem Arbeiten am Problem und anschließendem Vertiefen und eventuell dem Erlangen von neuen Aspekten durch die Hypnose, schien mir vielversprechend und hat sich auch als solche bewährt. Mittlerweile kombiniere ich diese beiden Methoden sehr gerne mit gutem Erfolg.

Ein Patient Anfang 40 meldete sich an, weil er von der Möglichkeit erfuhr, dass man soziale Phobien auch mittels Hypnose lösen könne.

Soweit, so gut. Natürlich steht am Anfang jeder Therapie erst einmal eine Anamnese und die körperliche Untersuchung. Er berichtete, dass er meist in größeren Menschenmengen, oder wenn er beruflich einen kleinen Vortrag halten müsse, enormen körperlichen Symptomen ausgesetzt war. Das ginge über schwitzen, zittern, Übelkeit, Unwohlsein, keine kräftige Stimme mehr, bis hin zu heftigem Herzklopfen.

Die Untersuchung und die Blutwerte ergaben keine Auffälligkeiten. Außerdem war er bereits vom Internisten durchgecheckt worden. Ohne Befund.

So war der Weg frei, eine psychotherapeutische Arbeit zu beginnen. Wie bereits erwähnt, machte ich erst einmal eine kinesiologische Arbeit auf der wir dann mit der Heilhypnose aufbauten. Der Patient machte gute Fortschritte. Er hatte kürzlich auch einen Vortrag gehalten ohne Angst oder Symptome.

Doch ab und zu kamen sie wieder. Zum Beispiel bei einem Besuch in einem großen Kaufhaus mit der ganzen

Familie, der eigentlich ein fröhliches Shoppingevent werden sollte. Es ging ihm dabei plötzlich so schlecht, dass er Frau und Kinder alleine lassen musste und sich ins Auto zurückgezogen hatte.

Auf meine Frage, wie denn die Nacht war und wie der Tag begonnen habe, erzählte er: »Ich habe gut und lange geschlafen. Und weil es ja Samstag war, habe ich ein größeres Frühstück mit der Familie eingenommen. Unter anderem mit selbst gemachtem Bircher-Benner-Müsli und zwei großen Haferln Milchkaffee. Auch Joghurt mit Früchten und Frischkäse auf dem Brötchen habe ich verdrückt.«

Upps … da schrillten bei mir alle Alarmglocken. Da der Patient gewöhnlich nicht frühstückte und nicht immer Milchkaffee trank, kam eine mögliche Laktoseintoleranz im Zusammenhang mit seinen Ängsten in der Anamnese nicht zur Sprache. Außerdem bringen die Betroffenen ihre Ängste häufig nicht mit dem Kuhmilchverzehr in Verbindung, da die psychischen Symptome bis zu mehreren Stunden sogar Tagen versetzt eintreten können.

Ich machte ihn auf den möglichen Zusammenhang von Laktoseintoleranz und Angststörungen aufmerksam. Woraufhin er sich einem Test unterzog, der bei ihm diese Unverträglichkeit bestätigte.

Mein Patient vermied fortan die Kuhmilchprodukte und war befreit von seinen Ängsten. Dennoch machte er weiterhin Termine mit mir aus für die Heilhypnose.

Als er wieder einmal zur Hypnosesitzung kam und erzählte, wie gut es ihm ja seither gehe und dass er mir so dankbar sei, machte ich wohl einen kleinen Fehler.

Denn ich fragte ihn, warum er denn dann immer noch zur Hypnose komme. Er war überrascht und etwas peinlich berührt. Dann sagte er mir, dass ihm die Hypnose einfach gut tue und ihn entspanne.

Leider kam er danach nicht mehr wieder. Und so habe ich einen lieben Patienten verloren. Ich habe mir vorgenommen, so eine dumme Frage nie mehr zu stellen. Wieder etwas dazu gelernt.

Oder frei nach Lothar Matthäus »Against what learnt«.

Ein schönes Geburtstagsgeschenk

Eines Tages meldete sich bei mir eine junge Frau an mit der Diagnose PAP IIID. Das heißt, sie hatte bereits Veränderungen der Gebärmutterhalszellen und man empfahl ihr eine Operation durchführen zu lassen.

Die Patientin war eine sehr schlanke aber äußerst resolute Person, die genau wusste was sie wollte und sich zu nichts »überreden« ließ. Und so entschied sie sich dafür, erst einmal einen sanfteren Weg zur Genesung einzuschlagen.

Zu diesem Zeitpunkt gab es noch ein gewisses Mistelpräparat im Handel, das ich bei humanen Papillomaviren, kombiniert mit anderen therapeutischen Maßnahmen gerne und mit großem Erfolg einsetzte.

So nahm ich die Patientin an und machte sie gleich zu Anfang darauf aufmerksam, dass während der intensiven Behandlung ihrer Unterleibsorgane immer auch die Möglichkeit einer Schwangerschaft erhöht sei.

Das hat sie sehr erfreut, denn jetzt erzählte sie mir auch, dass sie schon länger verheiratet sei und auch gerne Kinder hätte. Es habe nur bisher nicht geklappt.

»Gut«, sagte ich, »da können wir ja zwei Fliegen mit einer Klappe schlagen.« »Aber bitte besprechen Sie das nochmals ausführlich mit Ihrem Mann.«

Wie erwartet war auch der Ehemann begeistert von den Aussichten Vater zu werden und so machte ich mich an die Arbeit.

Nach ca. 10 Wochen ging sie nach Abschluss unserer Therapie zur Kontrolluntersuchung zum Gynäkologen. Der Abstrich war vollkommen in Ordnung und es waren auch keine Papillomaviren mehr nachweisbar.

Sie war dennoch etwas traurig, da sie tatsächlich kurzfristig schwanger war, der Fötus aber abging.

»Na ja«, sagte ich. »Dann lassen Sie Ihrem Körper jetzt ein wenig Zeit und kommen in einem viertel Jahr wieder. Dann schauen wir noch mal, ob wir das mit der Schwangerschaft nicht noch mal hinkriegen.«

Es war auch hier so, dass nicht nur die körperliche Bereitschaft ein Kind zu bekommen hergestellt werden musste, sondern auch die psychische. Nachdem sie mittlerweile großes Vertrauen zu mir aufgebaut hatte, konnte sie sich auch emotional mehr öffnen und wir lösten einige Blockaden in ihrem Unterbewusstsein auf, die einer Schwangerschaft definitiv im Wege standen.

Ergebnis:
Voller Erfolg: Schwangerschaft und Geburt eines gesunden Mädchens an meinem Geburtstag!

Kinderwunsch – ein Happy End

Und weil es gerade so schön ist:

Ich behandelte eine andere Patientin, die sich auch schon sehr lange ein Baby wünschte, zunächst körperlich mittels Neuraltherapie und Phytotherapeutika. Doch bald stellte sich heraus, dass sie tiefliegende Probleme mit ihrer Mutter hatte, die ihre gewünschte Mutterschaft behinderten. Blockaden im Unterbewusstsein. Da gab es viel zu tun. Kinesiologiesitzungen, Heilhypnose, Aufstellungsarbeit – das ganze Programm.

Eines Tages hat sie mir ihren Ehemann vorgestellt, damit ich mir von ihm auch ein Bild machen und seinen Anteil an den Schwierigkeiten einschätzen könnte. Dieser war erfreulicherweise ein echtes »Schätzchen«, wie sie sich keinen besseren Mann hätte wünschen können. Und so konzentrierte sich unsere Arbeit wieder auf sie und die Problematik mit ihrer Herkunftsfamilie.

Starke Ängste der Mutter – die sowohl das Leben meiner Patientin, als auch ihr eigenes bei der Geburt fast verlor – prägten die Grundstimmung in ihrem Elternhaus. Diese Ängste übertrugen sich auf meine Patientin. Also mussten wir die zum Vorschein kommende Angststörung lösen und bedingungsloses Vertrauen in sie selbst, in ihren Körper, in ihre Umwelt und in die geistige Welt, auch Gott, herstellen und stark machen.

Als alles getan war, galt es loszulassen und abzuwarten.

Etwa ein Jahr nach unserer letzten Begegnung erhielt ich eine Geburtsanzeige von meiner Patientin über ihre kleine Tochter.

Besonders gefreut hat mich, dass das Baby am Geburtstag meiner eigenen Tochter zur Welt kam!

Markus M.

Eines Tages rief mich ein lieber Kollege aus einer Nachbarstadt an und fragte nach, ob ich von ihm einen Patienten übernehmen möchte. Dieser wohnte und arbeitete sowieso eher in meiner Nähe und müsste ansonsten immer ziemlich weit fahren. Außerdem – und das schien mir der Hauptgrund seiner Anfrage zu sein – sei er mit seinem Latein am Ende und glaubte, dass der Patient vorwiegend eine psychologische Behandlung bräuchte, denn rein medikamentös war schon alles ausprobiert.

Natürlich sagte ich ja und so kam Markus M. in meine Praxis. Sein vorwiegendes Problem und Symptom war eine scheinbar therapieresistente Nebenhöhlenentzündung. Manchmal gekoppelt mit Heuschnupfen.

Mir fiel sofort auf, dass der Patient übergewichtig und sein gesamtes Verhalten stark kontrolliert war. Er drückte sich sehr gewählt – fast schwulstig – aus. Seine Bewegungen wirkten mechanisch und sein wahres Wesen war hinter einer dicken Schutzmauer (seiner Körperfülle) versteckt. Er machte stets den Eindruck, auf keinen Fall etwas falsch machen zu wollen oder etwas Falsches zu sagen. Er war erfüllt von Angst, sich angreifbar zu machen; sich zu blamieren oder lächerlich zu erscheinen.

Okay – dachte ich mir – »das wird nicht einfach«.

Soweit so gut. Nebenhöhlen sind ja bekanntlich ein paariges Organ. So wie die Nieren. Man hat zwei davon. Störungen auf diesen Gebieten ordnet man gerne auch Störungen in Beziehungen des Erkrankten zu.

Übergewicht kann – neben anderen Assoziationen – einen Schutzschild darstellen.

Natürlich erhob ich eine umfangreiche körperliche und danach eine psychosoziale Anamnese. Meine Behandlung begann ich mit der Empfehlung zur Ernährungsumstellung und erstellte einen Diätplan. Darmsanierung, Komplexhomöopathika, Neuraltherapie einerseits und mit kinesiologischen Sitzungen andererseits.

Der Leidensdruck meines Patienten war über die Jahre so stark geworden, dass er mit all meinen Vorschlägen einverstanden war und bereitwillig mitmachte. Wie er mir später anvertraute, fühlte er sich in meiner Gegenwart sofort wohl und er hatte das Gefühl, jetzt endlich in den richtigen Händen zu sein. Besonders schätze er es, dass ich ihm immer das Gefühl gab, auf Augenhöhe zu sein. Dadurch fühlte er sich sicherer, als in der Gegenwart von anderen Menschen, hatte weniger Versagensängste und konnte »das Visier« nach und nach öffnen.

Was kam zum Vorschein? Eine Kindheit und Jugend, wie man sie seinem größten Feind nicht wünschen würde.

Vom Vater sexuell missbraucht. Von der Mutter verachtet und geschlagen. Sie demütigte ihn wann immer sie konnte. Er war ständig körperlicher, psychischer und sexualisierter Gewalt ausgesetzt. In der Handwerksausbildung wurde er ebenfalls gedemütigt und körperlich gezüchtigt. Seine Eltern bestärkten den Handwerksmeister noch darin. Das Selbstwertgefühl dieses geschundenen Menschen war quasi nicht mehr vorhanden. Er fühlte sich klein, (obwohl körperlich groß gewachsen), dumm und nicht liebenswert.

Dennoch hat er es aufgrund seiner Willenskraft und seiner Intelligenz geschafft, beruflich erfolgreich zu sein. Er war im Angestelltenverhältnis und in der Lage eine Familie zu gründen, ein Haus zu bauen und sich aus den noch bestehenden Familienverhältnissen seiner Herkunft zu befreien.

Trotz allem war das alles nur Fassade. Er fühlte sich nach wie vor unsicher, ängstlich, nicht gut genug und dumm.

Wir arbeiteten eine lange Zeit! Es benötigte viele kinesiologische Sitzungen, systemische Aufstellungen und Heilhypnosen, um all die selbstzerstörerische Energie, die Selbstzweifel, den verlorenen Selbstwert und all die damit verbundenen Glaubenssätze auszumerzen. Teilweise wurde mein Patient körperlich regelrecht durchgeschüttelt während unserer Sitzungen. Es durchzuckte ihn am ganzen Leib. Wir hatten das Gefühl, dass Fremdenergie aus seinem Körper gezogen wird.

Markus ging auch emotional immer mehr mit und häufig begann er zu schreien, um all seine Wut, seinen Zorn, die ihn selbst zermürbten, loszuwerden. Er vertraute mir auch an, dass er zuweilen derart verzweifelt war, dass er kurz davor war eine Straftat zu begehen – sprich einen Elternteil oder beide zu »eliminieren«.

»Nur das Wissen, dass man danach ins Gefängnis muss und sein weiteres Leben komplett zerstört hat, hielten mich von derartigen Taten ab«, vertraute er mir an.

Eines Tages war er so weit zu seinem wahren Wesenskern vorgedrungen, dass er es zulassen konnte zu weinen; Mitgefühl mit sich selbst zu empfinden und Verständnis für sich selbst und seine äußerst schwere Kindheit zu haben.

Das war der Wendepunkt in seinem Entwicklungsprozess!

Er wurde zunehmend gelassener im Auftreten. Seine Versagensängste ließen nach.

Es wurde ihm mehr und mehr bewusst, dass er mit all seinen bemerkenswerten beruflichen und privaten Anstrengungen und Bemühungen immer nur eine Sache bezweckt hatte. Er wollte Liebe und Anerkennung!

Als der Panzer geknackt war, war Markus auch in der Lage sukzessive abzunehmen. Er erkannte, dass er seinen Beruf so nicht mehr ausführen wollte und plante seinen Ausstieg.

Heute ist Markus M. ein anderer Mensch. Er ist enorm schlank, gesund, selbstsicher, voller Selbstvertrauen, ein liebevoller Ehemann und Familienvater und arbeitet in einem neuen Bereich, der ihm einfach nur Freude bereitet.

Markus M. ist zu dem Menschen geworden, wie Gott ihn gedacht hat.

»Wenn zwei das Gleiche tun …

… ist es noch lange nicht dasselbe.« So beschreibt es ein Sprichwort. Und so geschehen ist es in meiner Praxis vor vielen Jahren.

Damals wollte es der Zufall, dass zur gleichen Zeit zwei Frauen unabhängig voneinander um meine Hilfe baten.

Beide waren Ende 40. Und beide hatten die Diagnose Brustkrebs und verweigerten aus ähnlichen Gründen die schulmedizinische Behandlung. Beide Frauen waren privat versichert, so dass aus finanzieller Sicht einer Behandlung in einer Privatklinik nichts entgegenstand.

So kam es, dass ich für beide Frauen um einen Platz in der alternativen Onkologieklinik ersuchte, in der ich meine »biologische und komplementäre Krebstherapieausbildung« absolviert hatte.

Beide Patientinnen wurden stationär aufgenommen und bekamen einen Behandlungsplan, den ich ambulant weiterführen konnte in Abwechslung mit Intervallen der stationären Therapie in der Klinik.

Patientin »A« war eine zart besaitete kleine Frau. Sie wirkte verunsichert und ängstlich. Ihre Lebenseinstellung war pessimistisch. Ihr Selbstwertgefühl ging gegen Null. Demzufolge auch ihr Anspruch auf Heilung, Gesundheit und ein glückliches Leben.

Zum Zeitpunkt ihrer Erkrankung war sie bereits verwitwet. Sie pflegte ihren krebskranken Mann bis er starb. Danach konnte sie das kleine Häuschen nicht mehr halten und zog mit ihren heranwachsenden Kindern in eine kleine Mietwohnung.

In ausführlichen Gesprächen mit kinesiologischer Austestung zeigte sich, dass ihre Ehe immer schwierig war. Ihr Mann war ihr und den Kindern gegenüber hartherzig und konnte mit ihrer Sensibilität nicht umgehen. Sie fühlte sich ihm gegenüber unterworfen und mangels eines Berufes auch ausgeliefert. Mit zunehmender Verschlechterung des Gesundheitszustandes des Mannes, wurde er immer böser und ungehaltener. Sodass die letzten Monate für sie kaum erträglich waren.

Kaum hatte sie die Formalitäten, den Hausverkauf und den Umzug mit den noch verbliebenen Kräften erledigt, brach ihr Brustkrebs aus.

Patientin »B« war eine selbstbewusste kräftige Frau. Sie hatte einen Beruf, in dem sie ein hohes Ansehen genoss. Ihre Lebenseinstellung war optimistisch. Nach einer gescheiterten Ehe wurde das gemeinsame Haus verkauft, sodass sie ihr gewohntes Umfeld verlassen und in eine kleine Wohnung ziehen musste. Sie war alleinstehend und ohne Kinder. In dieser Zeit hatte sie sich über ihre Grenzen hinweg verausgabt, sodass sie mit der Diagnose Burnout in eine psychosomatische Klinik eingewiesen wurde. Dort lernte sie ihren späteren Ehemann kennen, der ihr mit viel Liebe, Rat und Tat zur Seite stand.

Doch kaum war alles wieder in geregelten Bahnen, erhielt sie die Diagnose Brustkrebs.

In der onkologischen Klinik wurden beide Patientinnen ähnlich behandelt. Sie erhielten Hyperthermie, Fiebertherapie und der Tumor wurde mittels Galvanotherapie »eingedampft«. Ernährungsumstellung, Nahrungsergänzungsmittel und Homöopathika wurden individuell eingesetzt. Ambulant sollten in meiner Praxis diverse Infusionslösungen und Mistelpräparate verabreicht werden.

Beide Patientinnen wurden auch psychologisch und kinesiologisch begleitet.

So weit so gleich.

Leider trug es sich zu, dass Patientin »A« keine der ausgewählten invasiven Behandlungsmethoden vertrug. Ihr Kreislauf kollabierte, sodass die Behandlung jedes Mal abgebrochen werden musste. Auch die Infusionen bei mir waren kaum möglich durchzuführen, da ihre Venen ganz schlecht zu punktieren waren. Sie hatte »Rollvenen« und wenn ich sie doch erwischte hielten sie nicht lange stand und die Infusion musste gestoppt werden.

Bei Patientin »B« hingegen lief alles reibungslos.

Sie können es sich sicherlich schon denken. Der Genesungsprozess verlief dementsprechend unterschiedlich.

Patientin »A« wurde mutloser und schwächer. Dennoch lernte sie einen neuen Lebensgefährten kennen, der ihr Liebe und Lebensfreude schenkte. Nach dem Auszug ihrer Kinder kaufte sie sich eine kleine Wohnung, in der sie mit ihm lebte. Doch nach ein paar Jahren wurde sie vom Krebs besiegt und verstarb.

Patientin »B« hingegen blühte zusehends auf. Ihr Mann und ihre Herkunftsfamilie standen wie ein Fels in der Brandung hinter ihr und ihrer Entscheidung. Sie wurde wieder ganz gesund! Auch heute noch, nach sehr vielen Jahren, geht es ihr gut und sie erfreut sich ihres Lebens an der Seite ihres Ehemannes und dessen Enkelkindern, die ihr Leben unendlich bereichern. Hier wird sie noch gebraucht und hat ihre Aufgabe.

Bei Patientin »A« war eine körperliche Gesundung in dieser Welt anscheinend nicht mehr in ihrem Lebensplan vorgesehen. Und so kam es zu diesem – ich nenne es – schicksalhaften Verlauf. Dennoch machte sie in den letzten Jahren ihres Lebens die wunderschöne Erfahrung einer glücklichen und liebevollen Beziehung in einer Partnerschaft, in der sie geliebt, geachtet und geschätzt wurde. Vielleicht war ja genau das ihre Lebensaufgabe und sie hatte somit ihr Lebensziel erreicht. Denn:

> »Am Ende wird alles gut – und wenn es noch nicht gut ist, ist es noch nicht am Ende«
>
> Oscar Wilde

Erbschaft

Ein mir gut bekannter Klient und Patient kam eines Tages sichtlich verzweifelt in meine Praxis. Ich fragte ihn, was denn los sei. So hatte ich ihn schon lange nicht mehr gesehen. Er erzählte mir etwas beschämt, dass demnächst ein Familientreffen einberufen würde, in dem es um eine größere Erbschaftsangelegenheit gehe.

Da mir seine Familienverhältnisse nicht fremd waren, war mir sofort klar, dass er Angst vor diesem Termin haben musste. Die meisten Familienmitglieder waren gelinde gesagt unangenehme Zeitgenossen mit Hang zu asozialem Verhalten und unkontrollierten aggressiven Gefühlsausbrüchen, die sich in einer beleidigenden, meist fäkalen Ausdrucksweise äußerten.

Da mein Klient der Einzige in der Familie ist, der den Sprung aus der Gosse geschafft hatte und ein gutbürgerliches, geordnetes Leben führt mit einem guten Maß an Bildung und gepflegten Umgangsformen, zog er förmlich den ganzen Neid und Hass der Anderen auf sich.

Auch hier stand wieder die Frage im Raum: » Kann ich da überhaupt etwas machen?« Wir bearbeiteten die Thematik kinesiologisch und setzten noch eine Heilhypnose darauf, in der er die Situation so visualisierte, wie es für ihn akzeptabel wäre.

Es vergingen einige Wochen bis er wieder um einen Termin in meiner Praxis bat. Dieses Mal als Patient, da er eine körperliche Therapie brauchte.

Er kam völlig relaxt und schilderte mir kurz sein Symptom. Also besprach ich mit ihm das geeignete Vorgehen und wir begannen mit einer orthomolekularen Infusion. Nachdem ich alles gerichtet und ihm die Infusionsnadel gelegt hatte, war Zeit für eine Unterhaltung bis die

Infusion eingetropft war. Ich fragte ihn, wie denn der Termin gelaufen sei. Er wusste erst gar nicht wovon ich sprach und fragte: »Welcher Termin?«

Ich sagte: » Na ja – das Familientreffen wegen der Erbschaft,«, worauf er sogar einen Moment nachdenken musste. Dann lachte er laut auf und sagte: »Ach der … Du ahnst es nicht – dieses Treffen wurde kurz nach unseren Sitzungen abgesagt und alles wurde schriftlich und mit dem Notar geregelt – ohne peinliche Begegnungen oder Zwischenfälle. Und zwar zu aller Zufriedenheit.« Das hat ihn noch am meisten gewundert.

Ich habe mich mit ihm gefreut und wir beide waren der gleichen Meinung: »Das Universum hatte ein Einsehen und die geistige Welt hat gut gearbeitet.«

Wieder ein Fall der gezeigt hat, dass man immer etwas tun kann, auch wenn man sich das rein logisch erst einmal gar nicht vorstellen kann.

»Der Mensch denkt, und Gott lenkt.«

Trost aus dem Jenseits

Nachdem ich diverse Weiterbildungen zum Thema »Systemische Familienaufstellungen« abgeschlossen hatte (»Systeme in Balance«), konnte ich meine kinesiologische Arbeit mit dieser enorm effektiven Methode erweitern. Hierfür ließ ich mir Holzfiguren anfertigen, die dann bei Bedarf als Stellvertreterpuppen eine Person oder einen Aspekt des zu bearbeitenden Themas verkörpern. Um einen tieferen Einblick in das Empfinden der einzelnen Beteiligten des Problems zu erhalten, lässt man die Person, die am Thema arbeitet nacheinander über die im Raum von ihr aufgestellten Holzfiguren stehen. So kann sie die Verstrickung, in der sich die einzelnen Personen befinden besser nachempfinden.

So geschehen auch bei einer Frau, die mit therapieresistenten schweren Herzrhythmusstörungen zu mir kam. Der Kardiologe versicherte ihr, dass ihr Herz rein physisch und die Gefäße vollkommen in Ordnung seien und ihr wohl etwas anderes »auf dem Herzen läge«.

Wir arbeiteten zunächst kinesiologisch und dabei wurde ihr bewusst, dass sie den Verlust ihrer Kinder durch einen Autounfall nicht verwunden hatte. Es waren Zwillinge im Alter von etwa 2 Jahren. Sie selbst war schwer verletzt, überlebte aber den Unfall. Ihre Ehe ging daran zugrunde und nach einigen Jahren der Trauer und des Rückzuges lernte sie ihren jetzigen Mann kennen und hat mit ihm ein weiteres Kind. Da sich das Leben jetzt wieder einigermaßen stabilisiert und normalisiert hatte, versank der Tod ihrer beiden kleinen Kinder tief im Unterbewusstsein.

Jetzt wurde ihr klar, dass sie die Erinnerung an damals mit den verbundenen enormen emotionalen Schmerzen verdrängt hatte und längst nicht damit ausgesöhnt war.

Sie spürte den Druck auf ihrem Herzen und wusste, dass sie mit diesem Schicksal nicht im Frieden war.

In der nächsten Sitzung stellten wir den Unfall und die beteiligten Personen mit den Holzfiguren auf. Sie selbst stellte sich nach und nach über jede Figur, die jeweils eine Person verkörperte. Sie konnte den Zustand der einzelnen Personen und ihren eigenen wahrnehmen und spüren. Wir gingen in die Dynamik und sie war in der Lage Lösungssätze zu sprechen.

So konnte sie ihren beiden Kindern ihre Schuldgefühle, ihre Trauer und ihre Liebe mitteilen und ihnen versichern, dass sie immer einen guten Platz für sie in ihrem Herzen haben werden. Sie konnte ihnen auch danken, dass sie ihre Kinder für eine – wenn auch kurze – Zeit bei sich haben durfte und ihnen eine gute und liebende Mutter sein durfte. Am Ende verabschiedete sie sich mit den allerbesten Wünschen für die beiden Kinderseelen und bat darum, dass sie mit Güte auf sie und ihre neue Familie schauen mögen.

Nach der Aufstellungsarbeit war sie sichtlich erschöpft aber unendlich erleichtert. Das Gefühl der Last auf ihrem Herzen war verschwunden. Sie weinte Tränen der Erleichterung. Wir verabschiedeten uns.

Nach ein paar Tagen rief sie mich an und bat um einen kurzen Termin zur Nachbesprechung der Ereignisse. Das wolle sie mir nicht vorenthalten und mir unbedingt persönlich und nicht am Telefon schildern. Natürlich gab ich ihr einen Termin und war schon auch neugierig und auch etwas aufgeregt.

Als sie am besagten Termin in die Praxis kam, strahlte sie durch und durch und bat mich, mich erst einmal umarmen und mir danken zu dürfen. Da wusste ich, es muss etwas Beeindruckendes passiert sein. Und so war es.

Sie erzählte. »Nach unserer Aufstellungsarbeit habe ich meinem Mann gesagt, dass ich am Abend noch etwas Zeit für mich brauche und er doch unser gemeinsames Kind zu Bett bringen soll. Das hat er gerne gemacht und so ließ ich mir ein Bad ein. Ich gab ein paar Tropfen Rosenöl in das Wasser und stellte viele kleine und größere Kerzen um die Wanne und im ganzen Badezimmer auf. Ich legte eine CD in den CD-Player mit himmlischen »Engelsklängen« und legte mich vorsichtig in das Badewasser.

Ich lag so da ... das Wasser war angenehm temperiert, der Rosenduft schmeichelte meiner Nase und die Musik war so leise und so zart, dass ich ganz sanft in eine Trance versank.

Ich habe nicht geschlafen, sondern war in einem anderen Bewusstseinszustand. Und da erschienen mir plötzlich meine beiden süßen, kleinen Zwillinge. Sie kamen ganz nah an mich heran und berührten sogar mein Gesicht. Sie waren so schön und sie sahen so gesund und so glücklich aus, dass es mir ganz warm ums Herz wurde. Sie haben mir gesagt, dass es ihnen gut gehe und dass sie mich sehr lieb haben. Dann nahmen sie sich an den Händchen und lachten fröhlich auf mit ihren hellen Kinderstimmchen. Danach entschwanden sie wieder hinter einem Schleier aus weißem Leinen mit Rosen bestickt.

Als ich zurück in das Tagesbewusstsein kam wusste ich, *alles ist jetzt gut so wie es ist!*«

Wir saßen noch lange da ohne zu reden. Der Raum war erfüllt von Frieden und Liebe.

Ach ja ... und die Herzbeschwerden? ... welche Herzbeschwerden ... ha, ha, ha ...

Frau Leopard und der kleine Italiener

Eine elegante, attraktive Dame reiferen Alters – schon weit über die 70(!) – kam zu mir in die Praxis mit der Bitte um »Aufbauspritzen«. Frau Leopard (sie war in einem Leopardenmantel aus Kunstfell gekleidet) – so möchte ich sie im weiteren Verlauf nennen – war erst vor kurzem in unsere Gegend umgezogen. Der Umzug und der Abschied von ihrer langjährigen Heimat hatten sie körperlich und psychisch doch mehr mitgenommen, als sie angenommen hatte.

Wie üblich machte ich eine umfangreiche Anamnese, eine körperliche Untersuchung, nahm ihr Blut ab und ließ Laborwerte erheben. Grundsätzlich waren keine Erkrankungen auszumachen, sodass einer Stärkungskur mittels Infusionen, Injektionen und Komplexhomöopathika nichts im Wege stand.

Ein paar Wochen später, nachdem sich ihre Vitalität und ihr Wohlbefinden schon erheblich verbessert hatten, berichtete mir Frau Leopard von wiederkehrenden Schmerzen im Steißbeinbereich. Sie hatte es bei der Anamnese vergessen zu erwähnen. Sie fragte, ob man da auch etwas tun könnte. Ich fragte, wie lange diese Schmerzen denn schon bestünden und wann sie auftreten. Sie überlegte und sagte: »Daran kann ich mich schon gar nicht mehr erinnern. Ich dachte eigentlich immer, es ist so eine Art Wetterfühligkeit, jetzt ist mir aber aufgefallen, dass die Schmerzen meistens dann auftreten, wenn ich mich aufrege oder ein Streitgespräch geführt habe mit meiner Schwester oder meinem Sohn.« Da wurde ich hellhörig, denn mir schien hier ein Zusammenhang mit einem emotionalen Schmerz vorzuliegen.

Wie ich bereits erwähnte, war Frau Leopard schon etwas älter und ich habe die Erfahrung gemacht, dass meine alten Patientinnen und Patienten kein Interesse an der Aufarbeitung früherer, teils traumatischer Ereignisse mehr hatten. Meist hatten sie die Erlebnisse gut verdrängt und wollten nicht mehr daran rühren; auch, wenn ein psychosomatischer Zusammenhang zu Krankheit und Leid offensichtlich zu sein schien. Ich erkläre den Menschen dann häufig, dass gerade im letzten Lebensabschnitt nicht erlöste Themen nach oben drängen und vor dem Tod noch nach Aufarbeitung und Integration streben, damit man im nächsten Leben nicht wieder mit denselben oder ähnlichen leidvollen Situationen konfrontiert wird. Zu meinem Erstaunen aber war Frau Leopard direkt begeistert von der Vorstellung, dass man mittels Kinesiologie vielleicht zur Ursache des Schmerzes vordringen und diese lösen könne.

Also vereinbarten wir einen Termin für eine kinesiologische Sitzung. Frau Leopard ließ sich sehr gut testen und es dauerte nicht lange, bis wir durch den Test auf ein mögliches Erlebnis im Alter von ca. 16/17 Jahren stießen. Ich fragte sie, ob sie sich an etwas Bemerkenswertes erinnern könnte, das ihr in diesem Alter zugestoßen sei. Sie überlegte, ihr Blick richtete sich weit in die Ferne. Dann schloss sie die Augen, »um besser sehen zu können«, sagte sie sanft lächelnd.

»Ach Gott … der kleine Italiener!« Fuhr es aus ihr heraus. »Das hatte ich ja ganz vergessen. Als ich gerade 17 Jahre alt war, erlebte ich meine erste zarte Liebe. Es war ein kleiner bildschöner Italiener knapp 20 mit einer feuerrot glänzenden echten Vespa. Ich bin mir gar nicht ganz sicher, was mich mehr beeindruckte – der junge Mann, oder seine Vespa. Wahrscheinlich war es das »Gesamtpaket«. Sie erzählte weiter, dass er sie fast jeden Tag von der Schule abholte und mit ihr zum nahegelegenen See fuhr. Dort legten sie sich ein wenig ins Gras, schauten den Wolken zu und hielten sich an den Händen. Hin und wieder küssten sie sich auch etwas schüchtern. Dann fuhr er sie mit seiner Vespa zur Schule zurück und sie ging zu Fuß nach Hause. Denn es durfte niemand bemerken. Die verspätete Heimkehr konnte sie immer irgendwie erklären und da ihre Eltern ein großes Unternehmen führten, nahmen sie das auch gar nicht so richtig wahr.

Plötzlich verfinsterte sich ihre Miene und sie berichtete sichtlich verärgert: »Eines Tages – er nannte mich immer Bella bionda – wollte er partout mit mir in die Kleinstadt fahren und mit mir Pasta essen gehen oder Gelato. Er sagte: ›Du bist so schön – Bella bionda – ich möchte dich in die Stadt ausführen, so dass jeder sehen kann, dass wir ein Paar sind. Ein so schönes Paar!‹ Ich machte im klar, dass das auf keinen Fall gehe, denn wenn mich mein strenger Vater mit einem jungen Mann und noch dazu einem Ausländer sieht, erteilt er mir Hausarrest bis zum Sankt Nimmerleinstag. Er sagte, dass es diesen Feiertag in Italien gar nicht gibt und er habe keine Lust mehr auf diese Heimlichtuerei. Der Streit eskalierte derart, dass sein italienisches Temperament mit ihm durchging und er sich wutentbrannt auf seine Vespa stürzte und davonfahren wollte. Ich habe es gerade noch geschafft hinten auf den Sattel zu springen, bin dann aber runter gefallen und zwar ganz heftig auf mein Steißbein. Das tat höllisch weh. Ich verbiss den Schmerz, da ich auf keinen Fall vor ihm weinen wollte. Dann half er mir aufzusitzen, brachte mich zur Schule und brauste davon … für immer!«, sagte sie und die Tränen liefen der alten, eleganten Frau Leopard über das ganze Gesicht.

Ich war die ganze Zeit über ganz ruhig, hörte ihr gebannt zu und ließ sie eine Zeit lang in dieser längst vergangenen Emotion. Mir schien, dass der Schmerz des »gebrochenen Herzens« und der Schmerz auf dem stark geprellten Steißbein all die Jahre in dieser Region »eingefroren« waren und durch Streitgespräche oder heftige

Diskussionen getriggert wurden. Ich hielt wortlos ihre Stress-release-Zonen und sie weinte noch eine Zeit lang leise für sich. Plötzlich nahm sie einen ganz, ganz tiefen Atemzug und sagte. »So … ich glaube, das hat es jetzt mal gebraucht.«

Daraufhin lösten wir noch die Blockaden auf ihrem Herzchakra und sie sprach in einer Art Rollenspiel ein paar klärende Worte (Lösungssätze nach Hellinger) zu ihrem »kleinen Italiener«, den sie wohl doch lieber gehabt hatte als seine Vespa. Dann verabschiedete sie sich im Guten von ihm und der zurückliegenden Situation und wir gingen wieder mit all ihren Sinnen und Gewahrseinsebenen nach oben in die Gegenwart.

Die Schmerzen am Steißbein waren für immer verschwunden.

Ihr »kleiner Italiener« war wohl ein großer Fellini-Fan, dieser sagte einmal:

»La Vita è una combinazione di magia e pasta«
»Das Leben ist eine Kombination aus Magie und Nudelgerichten«
Frederico Fellini

Der Traum

Es war ein schöner, noch angenehm warmer Spätsommerabend und ich saß mit meiner langjährigen guten Freundin im Biergarten. Wir aßen einen Salat mit Pfifferlingen und tranken jeweils ein Glas Roséwein. Nach allerlei Gesprächsthemen erzählte sie mir, dass sie schon seit vielen Jahren von einem immer wiederkehrenden Traum geplagt wird.

»Erzähl doch mal«, forderte ich sie auf. Zugegeben – ich war direkt ein wenig neugierig.

»Dazu muss ich aber etwas ausholen«, sagte sie und schaute auf ihre Uhr. »So viel Zeit haben wir alle mal«, meinte ich. »Komm lass uns noch ein Glas Wein bestellen.«

Gesagt getan und sie begann zu erzählen:

»Als ich meine Lehre zur Bürokauffrau machte (eigentlich hieß es auch noch Bürokaufmann – aber ich möchte Sie jetzt nicht vollends verwirren), war mein direkter Vorgesetzter der Juniorchef der Firma. Wir mochten uns gerne und während er mir gewisse Büroabläufe beibrachte, scherzten wir in einer Tour und manchmal wurde daraus auch ein handfester Flirt. Nun war er ja der ›Boss‹ und ich der Lehrling und deshalb fühlte ich mich ihm gegenüber immer etwas minderwertig. Fast klein und dumm. Nachdem ich meine Lehre beendet hatte, verließ ich den Betrieb und die Stadt und machte – wie du ja weißt – eine erfolgreiche Karriere in einem anderen Unternehmen. Meinen Juniorchef habe ich danach auch nie wieder gesehen und außerdem machte ich ja auch eine persönliche Entwicklung durch und fühle mich schon lange nicht mehr klein und dumm. Du kennst mich ja jetzt lange genug.«

»Allerdings – du verfügst über ein gesundes Selbstbewusstsein«, bestätigte ich ihr.

»Eben«, pflichtete sie mir bei, »und trotzdem träume ich seit Jahren immer wieder diesen Traum in dem ich im Gespräch mit meinem Juniorchef bin. Er ist darin viel größer als ich und schaut beim Sprechen auf mich herab. Ich spüre dabei konkret meine Unsicherheit, meine Schüchternheit und fühle mich – wie gesagt – klein und dumm! Wenn ich dann aufwache, geht es mir richtig schlecht und ich brauche jedes Mal ein wenig Zeit, mich in meinem richtigen Leben zu orientieren. Ehrlich gesagt nervt mich das jetzt langsam so sehr, dass ich schon zu einem Traumdeuter gehen wollte. Habe aber noch nicht die richtige Person gefunden.«

Ich hörte ihr aufmerksam zu und machte ihr den Vorschlag, den Traum einfach mal zum Thema einer kinesiologischen Sitzung zu machen und zu schauen, ob sich was verändert.

Gesagt – getan. Die Arbeit führte uns in die Zeit ihrer Ausbildung und noch weiter zurück in ähnliche Situationen, in denen sie sich minderwertig fühlte. Es ging um das Gefühl der mangelnden Ebenbürtigkeit und der Unfähigkeit, sich aufzurichten und selbstbewusst zu sich zu stehen. Denn es liegt ja auf der Hand, dass sie als Lehrling nicht den gleichen Wissensstand haben konnte, wie ihr Ausbilder. Und sie konnte erkennen, dass sie dazu stehen darf und dennoch keineswegs minderwertig ist.

Wir beendeten die Sitzung und ich gab ihr noch eine Affirmation an die Hand, die sie 21 Tage lang morgens und abends zu sich selbst in den Spiegel sprechen sollte. Vorzugsweise mit sanftem Klopfen der Thymusdrüsenregion. (Auf dem Brustbein)

Nach diesen drei Wochen trafen wir uns wieder und sie schilderte mir, dass sich der Traum wie folgt verändert hatte: »Ich treffe meinen Juniorchef im Treppenhaus. Dort stehen wir auf derselben Stufe. Dann setzen wir uns hin und wir unterhalten uns auf Augenhöhe. Wenn ich danach aufwache fühle ich mich völlig neutral und normal.«

Ich fragte sie, ob sie sich gerade beim Erzählen selber zugehört habe. Da ging ein Ruck durch sie durch und sie erkannte die Metapher: Auf derselben Stufe stehen und auf Augenhöhe zu sein. Jetzt fiel es ihr wie Schuppen von den Augen, was der neue Traum ihr sagen will. Sie machte einen Jauchzer und umarmte mich voller Freude. Wir lachten und hatten noch einen schönen Abend.

Nach dieser Erkenntnis träumte sie tatsächlich nie mehr von ihrem Juniorchef oder ihrer Lehrzeit!

Sie interessiert die Affirmation? – Bitte – gerne:

»Ich tu was ich kann und gebe mein Bestes. Das ist meine persönliche Vollkommenheit.«

»In jedem Anfang liegt ein Zauber ...«

Nachdem ich schon einige Jahre eine kleine Praxis für Lebensberatung mittels angewandter Kinesiologie betrieb, traf ich die Entscheidung die Heilpraktikerschule zu besuchen und nach bestandener Prüfung eine Naturheilpraxis zu eröffnen. Meine Schwerpunkte waren Alternativmedizin und alternative Psychotherapie.

Ich stellte eine Anzeige mit dem genauen Datum der Eröffnung und den Öffnungszeiten in die regionale Tageszeitung. Am Wochenende davor habe ich ein paar liebe Freunde zu einer kleinen aber feinen Eröffnungsfeier eingeladen und am Montag danach war ich eine Stunde vor der genannten Öffnungszeit anwesend.

Ich räumte noch etwas auf und genau um Punkt 9.00 Uhr – also in der ersten Minute meiner Praxiseröffnung – klingelte es an der Tür. Völlig überrascht ging ich zur Gegensprechanlage. Ich hatte niemanden erwartet und konnte mir höchstens vorstellen, dass vielleicht noch Blumen abgegeben werden.

Weit gefehlt: Ich fragte: »Wer ist denn da?«, und eine Frauenstimme antwortete: »Ich bin es, Frau Goldberg. Ich hätte gerne einen Termin bei Ihnen.« (Den Namen habe ich etwas verändert aber nur so weit, dass die Sinnhaftigkeit bestehen bleibt.)

Ich war wirklich erstaunt, dass am ersten Tag in der ersten Minute meine erste Patientin klingelt und auch noch so einen vielversprechenden Namen hatte. Das deutete ich sofort als gutes Omen!

Sie war eine äußerst sympathische Frau Anfang 70, die hin und wieder ein paar altersbedingte »Zipperlein« plagten und gerne naturheilkundlich behandelt werden wollte. Sie war früher schon immer mal bei einer Heilpraktikerin an ihrem damaligen Wohnort gewesen und von der klassischen Schulmedizin hielt sie nicht so viel.

So kam es, dass ich meine erste Patientin immer mal wieder behandelte und meine Rechnungen ihren finanziellen Möglichkeiten anpasste, denn sie war nicht sehr vermögend. Manchmal verlangte ich auch gar nichts, denn ich sah sie immer als mein gutes Omen und ich half ihr gerne, wenn sie Bedarf und ich Zeit hatte.

Über viele Jahre hinweg entwickelte sich ein wundervolles Vertrauensverhältnis und sie fragte mich immer mal wieder »Hab' ich ihnen Glück gebracht?«, was ich ihr selbstverständlich gerne bestätigte.

Eines Tages fiel mir auf, dass meine Frau »Goldberg« schon lange nicht mehr in meiner Praxis war und ich hatte das dringende Bedürfnis, sie anzurufen und mich nach ihrem Befinden zu erkundigen. Ich suchte ihre Telefonnummer heraus, ohne näher auf ihre Krankenkarte zu schauen. Es klingelte ein paar Mal und dann nahm sie den Hörer ab. Sie freute sich sehr, dass ich an sie dachte und als ich ihr sagte, dass ich einfach das Gefühl hatte, mich nach ihr zu erkundigen, lachte sie und antwortete: »Und ich dachte sie rufen mich zu meinem Geburtstag an.«

»Oh Gott – das hab' ich ja völlig übersehen«, sagte ich etwas beschämt.

»Es ist heute mein 80ster Geburtstag«, sagte sie und ich konnte ihr daraufhin ganz herzlich zu ihrem Ehrentag gratulieren. Wir waren beide der Ansicht, dass eine innere Verbundenheit zwischen uns bestünde, sonst hätte ich nicht genau an diesem Tag so sehr an sie denken müssen.

Wie bereits erwähnt, war sie nun in den 80ern und ihr körperlicher und geistiger Zustand nahm doch mehr und mehr ab. Sie konnte nicht mehr zu mir in die Praxis kommen und so bot ich ihr Hausbesuche an.

Alle paar Wochen ging ich bei ihr vorbei und ich bemerkte, dass sie nicht mehr viel Lebensmut hatte. Die Wohnung war nicht mehr gut aufgeräumt und nicht mehr so sauber wie früher. Auch ihre Kleidung und ihre Körperpflege ließen zu wünschen übrig. Sie erzählte mir, dass ihre Tochter offiziell ihre Pflege übernommen hätte aber leider beruflich so sehr eingespannt war, dass sie nicht so oft wie nötig vorbeikommen und nach ihr sehen konnte.

Einmal bat sie mich, Brot mitzubringen. »Ich habe nicht einmal mehr Brot zum Essen«, sagte sie mir am Telefon. Ich war entrüstet und kaufte sofort ein Brot und etwas Käse ein. Doch als ich in ihre Küche kam, lagen zwei angeschnittene Brotlaibe auf der Anrichte. Die waren noch gut und es waren auch Butter und Käse im Kühlschrank.

Ich begann mein Gespräch auf einen möglichen Pflegeheimaufenthalt zu lenken. Da wurde sie direkt böse und sagte: »Wenn ich da hin muss – dann sterbe ich!«

Das war für mich das Initial mit ihr über das Leben und den Tod und den Glauben zu sprechen. Wie erwartet war sie eine spirituelle Frau mit einem guten Glauben an ein »Leben« nach dem Tod.

Da ich wusste, dass sie eine sehr glückliche Ehe geführt hatte und ihr Mann schon lange tot war, frage ich sie, ob sie vielleicht auch langsam bereit sei zu sterben und hinüber zu ihrem Mann zu gehen. Ihre Antwort amüsierte mich direkt. Sie sagte. »Ja, ja, der Willi, der kommt jetzt öfters nachts vorbei und will mich mitnehmen – aber ich gehe noch nicht mit.« Also war sie noch nicht soweit.

Es verging wieder eine gewisse Zeit und eines Tages verständigte mich ihre Tochter, dass sie ihre Mutter jetzt im Pflegeheim untergebracht habe. Ich erkundigte mich nach der Adresse und kaufte ein kleines Büchlein mit schönen Weihnachtsgeschichten, da es Adventszeit war.

Als ich im Pflegeheim ankam und nach ihr fragte, bekam ich die Auskunft, dass Frau »Goldberg« gestürzt sei und gerade im Krankenhaus sei. Also setzte ich mich ins Auto und fuhr in die Klinik.

Dort angekommen fand ich meine Frau »Goldberg« in einem psychisch verwirrten Zustand. Sie sagte: »Ich darf bald wieder heim – das Bein ist gut verheilt.« Mir war sofort klar, dass ihr nicht bewusst war, dass sie wieder in das Pflegeheim muss und nicht mehr in ihre kleine Wohnung zurückkommen würde. Aber ich habe das nicht gesagt. Ich wollte sie nicht beunruhigen und sie noch trauriger machen, als sie eh schon wirkte.

Circa zwei Wochen später wachte ich nachts auf und hatte das Gefühl, dass irgendwas anders ist in meinem Schlafzimmer. Und da – plötzlich – hörte ich eine Stimme im Raum, eine glockenhelle, engelsgleiche Stimme sagte: »Hallo – ich bin es – Goldberg.« Danach war eine himmlische Stille im Raum.

Mir war sofort klar, dass Frau »Goldberg« gestorben ist und sich von mir verabschiedete. Das war so anrührend für mich, dass ich weinen musste.

Nur wenige Tage nach diesem Ereignis las ich ihre Todesanzeige in der Zeitung.

»In jedem Anfang liegt ein Zauber ...«
Rainer Maria Rilke

... in manchem Ende ebenso.

Grüße aus dem Jenseits

In den Fällen, in denen die Blockaden mit Verstrickungen mit Ahnen zusammenhängen, schließe ich eine Arbeit gerne mit einem Trennungsritual ab. Ich weise die Patienten immer darauf hin, dass es im Anschluss an so ein Ritual des Öfteren zu unerwarteten, bisweilen sogar kuriosen Ereignissen kommen kann. Ich nenne das dann immer den »Gruß aus dem Jenseits« und bitte darum, mir derartige Vorkommnisse zu berichten.

Nachfolgend möchte ich einige bemerkenswerte Ereignisse schildern:

Der Seifenspender

Eine Patientin erzählte mir, dass sie nach unserer Arbeit nach Hause fuhr und sich zunächst einmal die Hände wusch. Auf ihrem geräumigen Waschbecken steht schon seit Jahren an der gleichen Stelle ein Seifenspender aus Porzellan.

Sie verließ das Badezimmer, ging in die Küche und machte sich etwas zu Essen. Als sie gedankenversunken so da saß und ihre Mahlzeit zu sich nahm, gab es einen fürchterlichen Schlag. Sie war enorm erschrocken und wusste zunächst gar nicht was das war.

Als sie wieder in ihr Badezimmer eintrat, lag der Seifenspender in hunderten von Splittern zerbrochen auf dem Boden. Sie war absolut überzeugt, dass es sich um »den Gruß aus dem Jenseits« handele, da es keinen anderen ersichtlichen Grund für diesen Zwischenfall gab.

Erzengel Michael

Eine Patientin kam zu mir in die Praxis, da ihr Mann an einer unheilbaren, fortschreitenden Erkrankung litt. Sie brauchte Unterstützung für sich, um mit der schwierigen Lebenssituation zurechtzukommen. Und sie wollte durch Aufstellungsarbeit die »Ordnung der Liebe« herstellen, sodass ihr Mann im energetisch bestmöglichen Umfeld leben konnte.

Eines Tages erzählte sie mir, dass ihr Mann im Krankenhaus sei und just zu der Uhrzeit, als wir die Aufstellung mittels Figuren durchführten, er das ganz starke Gefühl hatte, dass ein Engel im Zimmer sei und ihm sogar mit seinen Engelsflügeln liebevoll über sein Gesicht streichelte. Das hat mich tief berührt. Und wir wussten, dass wir eine wertvolle Arbeit machten.

Des Weiteren berichtete sie mir, dass ihr Mann in ein künstliches Koma gelegt wurde, man ihm und ihr aber versprach, dass er wieder zurückgeholt werden würde.

Doch dann ist etwas Entsetzliches passiert. Ihr Mann ist im Koma verstorben und sie hatten keine Gelegenheit sich zu verabschieden. Das hat sie zutiefst erschüttert, da sie ein Leben lang eine große Liebe füreinander empfunden hatten.

Sie bat mich, mit ihr das Verabschieden mittels einer Aufstellung und einem darauffolgenden Trennungsritual nachzuholen. Ich ließ sie die Figuren aufstellen und sie tauchte emotional tief in die dargestellte Situation ein. Man hatte geradezu das Gefühl, dass sie die reale Welt um sich herum komplett vergaß und wirklich in Verbindung mit ihrem geliebten, verstorbenen Mann war. Erleichtert und sichtlich befriedet verabschiedete sie sich von mir.

Kurze Zeit später rief sie mich an und erzählte mir überglücklich, dass sie aus meiner Praxis heraus ging und absolut real den Erzengel Michael an der Hausecke gesehen habe. Er lächelte sie an, sendete ein sanftes und warmes Licht direkt in ihr Herz. Dann schwebte er lautlos davon.

Dieses Erlebnis hat ihr sehr gut getan, da sie jetzt wusste, dass ihr Mann im Jenseits gut aufgehoben ist und ihre Liebe im Herzen für immer weiter bestehen würde.

Handy-Klingeltöne I

Wieder einmal arbeitete ich mit einer mir bereits gut bekannten Patientin kinesiologisch.

Es offenbarte sich ein Kindheitstrauma, das sie im Alter von etwa 5 Jahren erlitt. Sie wurde nach einem Unfall notfallmäßig ins Krankenhaus eingeliefert. Sie hatte entsetzliche Schmerzen und ihre Eltern wurden aus Hygienegründen von ihr ferngehalten. Nur die Ärzte und Schwestern waren anwesend. Alle trugen Masken, sodass sie die Gesichter nicht wahrnehmen und kein Vertrauen zu diesen fremden Menschen aufbauen konnte. Sie hatte die ganze Zeit fürchterliche Angst. Denn sie wusste ja gar nicht was jetzt mit ihr geschehen würde.

Die Behandlung wurde in Teilnarkose durchgeführt, sodass sie auch hier nur befremdliche Geräusche und Worte hören konnte. Und alles war sehr schmerzhaft.

Als ich in der Sitzung nach »neuen Quellen« fragte – also wer oder was ihr hätte beistehen, sie beruhigen und trösten können, fiel ihr spontan ihre längst verstorbene geliebte Großmutter ein. Wir testeten, ob das für ihr Unterbewusstsein eine gute Idee sei und nachdem der Test positiv ausgefallen war, brachte ich sie in die meditative Versenkung und ließ sie ein neues Bild entwickeln. Sie stellte sich nun vor, dass die ganze Zeit ihre Großmutter bei ihr gewesen sei und sie liebevoll streichelte, küsste und tröstete. Unter Einsatz ihrer ganzen Fantasie entspannten sich nach und nach ihre Gesichtszüge und am Ende tat sie einen ganz, ganz tiefen Seufzer.

Als sie wieder mit allen Sinnen in der Realität angekommen war, machten wir noch ein kleines Ritual für die verstorbene Großmutter und just in diesem Moment klingelte ein Handy. Da ich das sehr störend empfand, schaute ich sie irritiert und ein bisschen vorwurfsvoll an. Dabei bemerkte ich, dass sie mich mit der gleichen Mimik ansah. Ich sagte: »Mach doch bitte dein Handy aus.« Sie erwiderte, dass sie gar kein Handy dabei habe und ich soll schauen, ob bei mir was klingelt. Ich wusste zu 100 Prozent, dass mein Handy ausgeschaltet war, schaute aber sicherheitshalber noch mal nach.

Wie vermutet war mein Handy ausgeschaltet. Es klingelte in der Praxis in dem Raum, in dem wir uns aufhielten noch ein paar mal. Wir beide haben alles durchsucht, ob wir nicht doch noch ein Handy finden könnten. Wir öffneten das Fenster und horchten nach draußen, ob der Ton von außen kam … einfach nichts!

Also verbuchten wir den Klingelton als »Gruß aus dem Jenseits« und witzelten noch, dass sich die geistige Welt wohl auch schon an die modernen Kommunikationswege angepasst hat.

Handy-Klingeltöne II

Wenige Wochen später kam dieselbe Patientin wieder und wir arbeiteten mit den Holzfiguren zur Familienaufstellung. Hierbei fanden sich Verstrickungen mit bereits verstorbenen Familienmitgliedern.

Während unserer Arbeit stellten wir nach und nach die Figuren in die »Ordnung der Liebe« und meine Patientin sprach Lösungssätze für alle Beteiligten, sodass am Ende jeder einen guten Platz im Familienverband fand und sich gesehen und respektiert fühlte.

Gerade als wir die Sitzung beenden wollten, hörte ich wieder den gleichen Handy-Klingelton wie bei der letzten Sitzung mit ihr. Ich fragte sie, ob sie das auch höre.

Sie schaute mich völlig ungläubig an und meinte: »Das kann doch jetzt nicht wahr sein!« Wir schauten wieder in sämtlichen Taschen und Nischen und in den anderen Zimmern nach. Wir öffneten auch wieder das Fenster und lauschten … Nichts – einfach nichts!

Zunächst mussten wir lachen doch dann saßen wir für einige Momente völlig verdutzt da und stellten fest, dass uns das kein Mensch glauben würde und wir würden es auch nicht glauben, wenn wir beide es nicht gleichzeitig mit unseren eigenen Ohren gehört hätten.

Und jetzt zu Ihnen lieber Leser, liebe Leserin … glauben Sie das?

Ich versichere Ihnen: Das ist die Wahrheit und nichts als die Wahrheit.

Meine Omi sagte immer zu mir: »Es gibt viel mehr zwischen Himmel und Erde als wir uns mit unserem kleinen Verstand erklären können – liebe Claudi.«
Wie Recht du hattest – liebe Omi!

Handy-Karte

Nun – wenn Sie denken, das war's schon mit der geistigen Welt und den modernen Kommunikationswegen, haben Sie sich getäuscht.

Eine junge Frau – gerade 20 – kam zu mir, weil sie Probleme mit ihrer Haut und ihren Eltern hatte. Man könnte sagen, sie war etwas »spätpubertierend« oder – auf der anderen Seite – sie hatte so genannte »Helikoptereltern«.

Die Patientin war im klassischen Sinne wohl erzogen, das heißt, stets ein braves, bescheidenes Mädchen zu sein. Und so kam es, dass sie ihren Ärger in sich hineinfraß und sich auch nicht recht *aus der Haut zu fahren* traute, wenn die »Kontrolletis« (ihre Eltern) sich wieder zu sehr in ihr Leben, sprich, ihr Freizeitverhalten einmischten.

Da sie aber noch studierte und zu wenig Geld für die eigenen vier Wände hatte, fühlte sie sich eingesperrt und ausgeliefert. Das bereitete ihr mächtig Stress! Es ist bekannt, dass die Haut der Spiegel der Seele ist und so erklärten allein schon die Lebensumstände der Patientin die vielen Ausschläge und Pickel.

Natürlich werfe ich bei Hautproblemen auch immer einen Blick auf die Darmgesundheit und reguliere die Balance der vorhandenen Darmbakterien. Auch die Ernährungsfrage wird thematisiert. Und die Lebensmittel angepasst. Zusätzlich arbeiteten wir psychologisch mit Kinesiologie und Hypnose.

Auch in ihrem Fall tauchte eine Urahnin auf, die ihr Thema »eingesperrt und ausgeliefert zu sein« wohl an sie weitergegeben hatte. Also kam im Anschluss an die Arbeit wieder ein Trennungsritual zum Einsatz – mit dem Hinweis, dass es danach zu Merkwürdigkeiten oder Kuriositäten kommen könne, die als »Gruß aus dem Jenseits« interpretiert werden dürfen.

Wir verabschiedeten uns und ich erinnerte sie noch mal daran: »Achten Sie bitte in der nächsten Zeit auf alles, was ihnen merkwürdig und oder unerklärlich vorkommt – es könnte ein Gruß ihrer Urahnin sein.«

Als die Patientin zum nächsten Termin bei mir erschien, war sie völlig aufgelöst. Sie konnte es selbst kaum glauben und hatte offensichtliche Hemmungen mir zu erzählen, was geschehen war, weil sie Angst hatte, für verrückt erklärt zu werden.

Ich konnte sie beruhigen und dazu ermutigen, einfach rauszurücken mit der Sprache.

Da atmete sie tief durch und berichtete: »Als ich von Ihnen nach Hause gefahren bin ist mir eingefallen, dass mein Handy noch zu Hause liegt und ich dringend vor Ladenschluss noch eine neue Prepaid -Karte kaufen muss, da die alte leer war. Ich habe mich also beeilt und holte mein Handy. Und da ... ich habe meinen Augen nicht getraut ... war das Guthaben wieder aufgefüllt! Natürlich hatte ich sofort meine Mutter in Verdacht, dass sie es wieder nicht lassen konnte, sich in mein Leben einzumischen. Aber sie schwor mir bei allen Heiligen und absolut glaubwürdig, dass sie weder in meinem Zimmer noch an meinem Handy war. Und da ich ihre Mimik und Körpersprache sehr gut kenne und einschätzen kann – hab' ich ihr das auch geglaubt.

Daraufhin ging ich zu meiner Schwester – Teenager im Vollbild –, die mich gleich für meschugge erklärte, wie ich darauf kommen könne, dass sie mir eine Handykarte besorgen und auch noch heimlich austauschen würde. »Das sei ja völlig gaga!«, raunte sie mich an.

Mein Vater war die ganze Zeit im Betrieb und auch sonst war keiner im Haus.

Beim gemeinsamen Abendessen haben wir noch einmal alles durchgesprochen und wir alle können uns diese Sache überhaupt nicht erklären! War das der Gruß aus dem Jenseits?«, fragte sie mich am Schluss.

Ich schmunzelte die ganze Zeit über und erzählte ihr meinerseits die Geschichte mit den Klingeltönen und wir lachten herzlich über die »modernen Geistwesen«!

Wolkentraum

Ein anderes Mal berichtete mir eine Patientin von ihrem Traum nach unserer psychologischen Arbeit. Auch bei dieser Arbeit wurden Verstrickungen mit den Ahnen aufgelöst und ein Trennungs-Ritual durchgeführt.

Sie träumte, dass sie einen Spaziergang machte und sich dann auf einer wundervollen bunten Blumenwiese niederlegte und völlig entspannt und mit einem Glücksgefühl im Herzen die weißen Schönwetterwölkchen beobachtete.

Da geschah es, dass sich eine Wolke etwas absetzte von den anderen und das Gesicht ihrer Großmutter hindurch schien und sie gütig anlächelte. Ein Energiestrahl von Licht und Wärme durchströmte sie und als sie erwachte, wusste sie, dass jetzt alles gut werden würde.

Die Stimme aus dem Off

Ein älterer, schwer kranker Patient hatte das Bedürfnis, die seit jeher bestehenden Konflikte mit seinen bereits verstorbenen Eltern zu bearbeiten und aufzulösen. Er wollte Frieden finden.

Er war Einzelkind und wurde sein Leben lang von beiden Elternteilen drangsaliert, beschimpft, gezüchtigt und nie für gut genug empfunden. Dennoch spürte er, dass die Wut, der Zorn und die Aggression, die er bis über den Tod der Eltern hinaus empfand, sich letztendlich gegen ihn selber richteten und ihn nicht gesund werden ließen.

Wir arbeiteten ein paar Mal kinesiologisch daran, seine damalige Situation anzuerkennen und zwar in allen Dimensionen, sodass er erst einmal auch Verständnis für sich selbst entwickeln konnte. Später ging es dann um das große Thema Vergeben. Den Anderen – sprich seinen Eltern, sich selbst und Gott, mit dem er auch haderte.

In der Phase, in der sein Vater der Hauptbestandteil der Arbeit war und mein Patient zu Hause ein Trennungsritual durchgeführt hatte, geschah folgendes:

Er saß alleine in seinem Arbeitszimmer an seinem PC um ein paar Aufzeichnungen bezüglich unserer Arbeit zu machen. Da bekam er einen Stoß ans Schienbein. »Wie ein Tritt«, sagte er zu mir. Zunächst dachte er, es sei sein Hund, aber dieser war nicht im Zimmer! Doch das hat er irgendwie verdrängt und wollte es nicht wahrhaben, dass es solche Dinge gibt. Schließlich war er ein studierter Naturwissenschaftler: »Da glaubt man nicht an solche Dinge«, sagte er.

Das hat sich allerdings dann doch noch geändert. Denn am nächsten Abend ging er mit seinem Hund spazieren. Es war schon finster und um ihn herum war es ungewöhnlich still. Keinerlei Geräusche – weder von der Straße noch von anderen Menschen oder Tieren. »Eine außergewöhnliche Stille«, wie er bemerkte.

Und da – plötzlich hörte er eine Stimme, die zu ihm sagte: »Dein Vater war ein armes Würstchen!«

Er war vollkommen perplex, drehte sich um – fragte: »Ist da jemand?« Nichts … Lediglich sein Hund kam angerannt und schmuste sich an seine Beine.

Eine enorme Erleichterung breitete sich in ihm aus. Kurz darauf nahm er auch wieder die übliche Geräuschkulisse wahr.

Ich nenne so etwas gerne: »Die Stimme aus dem Off«!

Noch Fragen?

Es war Winter. Draußen war es frostig kalt und der Schnee rieselte leise aber unnachgiebig auf die Straßen. Das hatte zur Folge, dass sich meine neu angekündigte Patientin erheblich verspätete und völlig gestresst und schnaubend bei mir eintraf.

Da ich nach diesem Spättermin keine weiteren Patienten mehr eingeplant hatte, konnte ich sie erst einmal davon überzeugen, dass die Uhrzeit keine Rolle spielte und machte uns zunächst mal einen Beruhigungstee aus der »Yogi-Serie«.

Die Dame (ja – Dame) war Mitte Fünfzig, zwar korpulent aber durchaus attraktiv und steckte voller Kraft und Energie. Sie wirkte auf mich wie eine Naturgewalt – wie ein brodelnder Vulkan. Sie verfügte über einen ausgeprägten Sinn für Farben und Stil und scheinbar auch über »das nötige Kleingeld« sich sehr vorteilhaft und werthaltig zu kleiden.

Alles in Allem – eine imposante Erscheinung.

Das Anliegen, das sie vortrug war allerdings eher ungewöhnlich!

Sie war eine selbständige Unternehmerin und betrieb einen Friseursalon in einer Großstadt. Dem Familienstand nach war sie alleinstehend und musste alle Probleme – beruflich wie privat – alleine meistern. Ihre Angestellten waren einfacher Natur, was wohl ein beträchtlicher Grund für ihre Schwierigkeiten war. Denn sie beklagte sich lautstark darüber, dass es im Salon regelmäßig zu »Zickenalarm« kam und die Frauen auch vor ihr nicht Halt machten mit Dreistigkeiten, unverschämtem Benehmen bis hin zu Lügen.

Ihr Bestreben war nun, genauso hart, unpersönlich und boshaft zu werden wie ihre Angestellten, denn sie fühlte sich ausgenutzt und zu gut für diese Welt.

»Upps …«, sagte ich, als sie mir ihr Ziel derart klar formulierte. Ich musste erst mal durchschnaufen und erklärte ihr dann, dass es ethisch und moralisch nicht im Sinne »des Erfinders« sei, den Menschen dabei zu helfen, ihre guten Tugenden und Werte abzutrainieren und stattdessen hart, boshaft und unfair zu werden.

»Ich kann mit Ihnen daran arbeiten herauszufinden, weshalb Sie solche ›bösartigen‹ Frauen in Ihr Umfeld ziehen und wie sie damit besser umgehen können, sodass sich entweder die Menschen um Sie herum langsam mit Ihnen verändern oder sie Ihren Friseursalon verlassen.«

Dieser Vorschlag gefiel ihr zunächst gar nicht. Also gab ich ihr zu verstehen, dass sie sich für ihr Vorhaben jemand anderen suchen müsse. »Allerdings glaube ich nicht, dass sie jemand Seriösen finden, der sich auf solch eine Niederträchtigkeit einlässt«, gab ich noch zu bedenken.

»Also gut – dann fangen wir halt mal an – mit dem was sie können«, sagte sie zu mir etwas widerwillig.

Ich bemühte mich professionell zu bleiben und begann mit den kinesiologischen Vortests. Alles ging sehr schwerfällig, weil besagte Dame sich auch mit meiner Methode nicht so recht anfreunden konnte und wollte.

»Was ich brauche sind Ergebnisse«, wiederholte sie wie ein Mantra immer wieder und vereinbarte dann aber dennoch einen weiteren Termin.

Das ging eine Weile so – mehr schlecht als recht – aber sie spürte meine Integrität und meine innere Überzeugung bei allem was ich tat und fühlte sich mehr und mehr bei mir in den richtigen Händen. Sie erkannte, dass ich sie und ihr Problem durchaus ernst nahm und mein Bestes gab, ihr gerecht zu werden und eine Verbesserung für sie und ihren Salon zu erreichen.

Eines Abends kam es auch bei dieser Dame vor, dass sich in der Sitzung eine Verstrickung mit ihrer Urgroßmutter zeigte. Ich bemühte mich nach allen Regeln der Kunst, ihr derartige spirituelle Zusammenhänge begreiflich zu machen und ihr Interesse für die geistige Welt zu öffnen.

»Was ich brauche sind Ergebnisse«, schnaubte sie schon wieder, »aber gut – ich lasse mich darauf ein.«

Lange Rede kurzer Sinn: Sie willigte ein, nach unserer Arbeit zu Hause das besprochene Trennungs-Ritual durchzuführen. Wie immer wies ich darauf hin, dass es durchaus zu besonderen, merkwürdigen Ereignissen kommen kann – quasi als »Gruß aus dem Jenseits«.

Damit konnte sie so gar nichts anfangen und sie sah mich nur ungläubig (im wahrsten Sinne des Wortes) an »wie a Schwalberl wenn's blitzt« sagt man doch im Bayrischen!

Nur wenige Tage nach unserem Abschied erreichten mich folgende Zeilen; Ich zitiere:

»Sehr geehrte Frau Müller

ich habe es nicht glauben können, dass es einen Gruß aus dem Jenseits gibt. Aber heute Nacht um 4 Uhr kam plötzlich ein Lichtstrahl in mein Schlafzimmer. Im Spiegel, der im Schlafzimmer hängt, sah ich das Gesicht meiner Urgroßmutter. Erstaunlich, was es gibt. Ich weiß jetzt nicht, was das bedeuten soll: Heißt es jetzt, das Thema ist erledigt?

Vielen Dank nochmals
M.f.G

Noch Fragen???

Epilog

Liebe Leserin, lieber Leser,

natürlich gibt es in einer 25-jährigen Berufstätigkeit in einem Heilberuf erheblich mehr Behandlungsgeschichten. Und Gott sei Dank sehr häufig auch mit einem Happy End. Aber das ist halt einfach mein Beruf – mein Handwerk. Dafür bin ich angetreten.

Mein Mann fragte mich zu Beginn dieses Projektes: »Wen oder was möchtest du mit diesen Geschichten denn erreichen?«

Ich saß da und spürte tief in mir drin, dass ich keinerlei Drang oder Intention hatte, irgendetwas zu erreichen. Ich antwortete: »Ich möchte diese Geschichten aufschreiben, damit sie nicht vergessen werden. Dafür halte ich sie für zu wertvoll. Und zwar in jeglicher Hinsicht – auf allen Ebenen.«

Nachdem das »Werk vollbracht« ist, wäre es mir einfach eine Freude, wenn ich mit meinen wahrhaftig erlebten Geschichten nicht nur ihr Interesse an alternativen Heilmethoden wecken, sondern auch ihr Herz und vielleicht sogar ihre Seele berühren konnte.

Das ist alles!

Claudia Müller, 27. Juli 2023

Glossar

Angewandte Kinesiologie Lehre der Bewegung von Körper, Geist und Seele mit Muskeltest als Werkzeug (Biofeedback).

Die angewandte Kinesiologie wurde Anfang der 1960er Jahre von dem amerikanischen Chiropraktiker und Orthopäden Dr. George Goodheart (1918 – 2008) entdeckt und entwickelt.

Das Grundprinzip besteht darin, dass Muskeltests verwendet werden, um Ungleichgewichte im Körper aufzudecken, die durch verschiedene Faktoren wie Stress, emotionale Probleme, Ernährung oder andere Gesundheitsprobleme verursacht werden können. Die angewandte Kinesiologie basiert auf der Grundlage, dass der Körper auf Stress oder Probleme mit Muskelschwäche reagiert.

Ein Kinesiologe verwendet Muskeltests, um Störungen zu diagnostizieren und Blockaden zu identifizieren. Daraufhin werden verschiedene Techniken angewandt, um das Gleichgewicht im Körper wiederherzustellen. Dazu gehören unter anderem sanfte Berührungen, Akupressur, sowie Methoden der Psychologie und Neurologie.

Es gibt mehrere kinesiologische Systeme. Allen gemeinsam ist der Muskeltest für das Biofeedback. Ich arbeite mit dem – meines Wissens – umfangreichsten kinesiologischen System »Three In One Concepts«, das ich noch bei den amerikanischen Urhebern Gordon Stokes (1929–2006) und Daniel Whiteside (1933–2013) lernen durfte.

Osho Indischer Geistführer »Guru« 1931–1990

Er erlangte in den 1960er und 1970er Jahren internationale Bekanntheit aufgrund seiner Lehren über Spiritualität, Meditation, Liebe, Bewusstsein und persönliches Wachstum. Seine Botschaften betonten die Bedeutung der Selbsterkenntnis, Freiheit und die Befreiung von gesellschaftlichen Konventionen und kulturellen Bindungen.

Systemische Familienaufstellung Figuren (oder auch Menschen) werden als Stellvertreter für Familienmitglieder oder andere Personen in einem Raum aufgestellt.

Literaturhinweis: Bert Hellinger »Ordnungen der Liebe«

Die systemische Familienaufstellung ist eine therapeutische Methode, die dazu dient, verborgene Dynamiken innerhalb einer Familie oder eines sozialen Systems sichtbar zu machen. Diese Methode wurde in den 1970er Jahren von dem deutschen Therapeuten Bert Hellinger (1925 – 2019) entwickelt und basiert auf systemischen Ansätzen und Prinzipien.

Trennungsritual Ungute, auch noch nach dem Tod bestehende Verbindungen, werden mit einem Ritual getrennt.

Z.B. eine Schnur in zwei Teile schneiden oder ein Papier in der Mitte Durchschneiden. Es wird auf die eine Hälfte der eigene vollständige Name geschrieben und auf der anderen Seite der Name oder den Verwandtschaftsgrad des Ahnen. Dann spricht man ein paar gute Worte zu dem Verstorbenen und verabschiedet sich mit guten Wünschen für die verstorbene Seele und sich selbst.

Komplexhomöopathika Homöopathische Präparate, die schon in einer symptomenbezogenen Mischung vorliegen.

Stress-Release-Zonen Mit den Händen die Stirn und den Hinterkopf (nicht den Nacken) halten. Somit kann eine Situation neu betrachtet und neu beleuchtet werden. Das löst Stress auf.

Über die Autorin

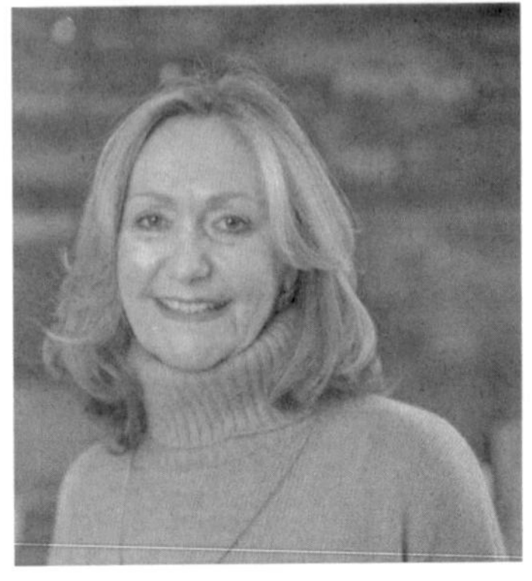

Claudia Müller, geboren 1961 in Baden-Baden, ist seit 2001 als Heilpraktikerin mit eigener Praxis tätig. Sie hat zwei erwachsene Töchter und lebt seit 2020 in dritter Ehe in Neustadt an der Waldnaab.

Nachdem sie die angewandte Kinesiologie als Hilfe zur Selbsthilfe entdeckte, konnte sie damit bei sich selbst schwerwiegende und seit ihrer Jugend bestehende Traumata bewältigen und deren Folgen überwinden.

Durch diesen eigenen Erfolg motiviert, entschied sie sich dann im Alter von 30 Jahren dazu, verschiedene kinesiologische Methoden zu erlernen und damit auch anderen Menschen zu helfen.

Das aus ihrer Sicht umfangreichste kinesiologische System »Three In One Concepts« lernte sie von 1992 bis 1998 noch direkt bei den mittlerweile verstorbenen US-amerikanischen Urhebern Gordon Stokes und Daniel Whiteside und erwarb dafür auch die Lizenz als Ausbilderin.

Durch die Kombination verschiedener körperlicher und psychischer Methoden mit der angewandten Kinesiologie entwickelte sie bis heute ein eigenes medizinisches Behandlungskonzept, das in der Praxis immer wieder beeindruckende Erfolge zeigt.

Claudia Müller kann im Bereich der angewandten Kinesiologie auf einen einzigartigen Schatz an Erfahrung und Wissen zurückgreifen und gibt mit diesem Buch der Öffentlichkeit erstmals Einblicke in ihre Arbeit.

Claudia Müller behandelt in ihrer psychosomatischen Naturheilpraxis Menschen mit chronischen Erkrankungen, Schmerzzuständen und Blockaden sowohl psychologisch als auch körperlich. Zudem bietet sie Therapeuthen die Möglichkeit zur Supervision und Weiterentwicklung.

Weitere Informationen über Claudia Müller finden Sie im Internet unter

www.erfolg-trotz-allem.de